KARATE MORTAL

No más Competencias

Autodefensa para toda la familia
By Shifu Leonardo Gudiño

攻人為下
攻城為次
攻心為上

Karate Autentico Militar
Y
Autodefensa

Ilustraciones: Shifu Leonardo Gudiño (TobiSpartan)

Derechos Reservados conforme a la ley.

Origen México.

Quántóu Yata no Karasu
(Traducido como Puño del Cuervo de ocho plumas)

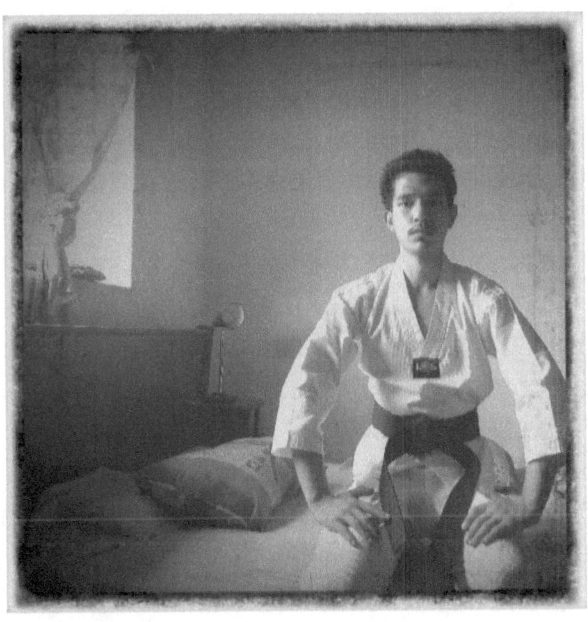

Shifu Leonardo Gudiño es un artista marcial, filosofo, y dibujante; practicante del estilo Wing Chun, y el fundador de su estilo de Huáng Lóng Kung Fu que contiene tres estilos principales el estilo del Cuervo del "KARATE MORTAL" el estilo del Tigre del "BOXEO DEL TIGRE" y el estilo del Dragon de "EL DRAGON HUANGLONG KUNG FU" el cual busca mostrar técnicas reales de defensa rápida, junto con una filosofía, ideología y enfoque, así como dar la libertad del guerrero de seguir sumando habilidades o técnicas a su repertorio.

Prologo:

Dónde nació con exactitud el Karate y quién lo inventó, son datos que se encuentran perdidos en la noche de los tiempos; sólo se sabe con precisión que es un arte marcial, nacido de la necesidad de defenderse, utilizando como únicas armas, las naturales con que hemos sido dotados por la madre naturaleza; brazos y piernas, las cuales, mediante especiales formas de adiestramiento, se convierten en singulares elementos de combate, para atacar puntos vulnerables del ser humano.

Karate significa en su traducción literal, "mano vacía"; tuvo su cuna en Asia, donde la tradicional paciencia y técnica de observación, hicieron de algo inexistente una verdadera ciencia del arte de la defensa personal; tal ciencia fue patrimonio secreto de clanes familiares que celosamente iban pasando de generación en generación, sus extraordinarios conocimientos. De ahí que el Karate, aunque igual en el fondo, tenga diferentes proyecciones según el lugar donde se aprende.

Para presentarlo a mis lectores, en este modesto tratado, he recopilado las fases mas asimilables de este deporte, en el que la sagacidad, inteligencia y astucia, mas que la fuerza bruta, son factores determinantes. Considero y recomiendo al Karate como el deporte ideal para la juventud actual, ya que a una de sus sanos rendimientos deportivos el dotar a sus practicantes de un cuerpo recio, ágil, resistente a toda clase de fatiga y esfuerzos, creando una mente sana y tenaz, además de un vigoroso espíritu de superación.

El compañerismo y valor. Estimula la caballerosidad, permitiendo un saludable desahogo a las innatas inclinaciones bélicas de los jóvenes; sólo la asombrosa acuciosidad, energía, constancia e inteligencia de los orientales, pudieron unirse para ofrecer al mundo los frutos de este maravilloso deporte y excepcional sistema de defensa personal.

En el presente tratado presento un tipo de Karate, funcional, pues elimina aquellos lances difíciles de asimilar o peligrosos, adaptándolos a medios de entrenamiento modernos, que se apartan un tanto de los cánones del clasismo puro, pero que en sus resultados finales facilitan sus enseñanza y entrenamiento.

Deseo y espero que el presente tratado sea de utilidad a mis lectores y que capten el bello mensaje de esfuerzo, disciplina, superación y caballerosidad, que lleva implícito el aprendizaje de este bello deporte.

Shifu Leonardo Gudiño

Mente sana en cuerpo Sano

Flor de la Juventud; Preparación Física.

Antes de aprender a leer y escribir, es necesario deletrear, conocer el abecedario, comenzando por la letra A y así sucesivamente hasta poder leer. Esto es precisamente lo que haremos con el lector: Lo llevaremos de la mano, enseñándole poco a poco, al paso, pero sin pausa, a fin de poder convertirlo en un experto ejecutante del Karate y de la defensa personal. Empezaremos preparándolo físicamente.

Para ello, el aspirante deberá solicitar la aprobación de un médico, mediante un concienzudo examen; cubierto este indispensable requisito, pondremos entrar en materia.

Lo anterior con la finalidad única de que el practicante sepa sobre su cuerpo y si este tiene alguna limitación genética, o funcional.

Después de conocer físicamente su cuerpo, debe adaptar los ejercicios dentro de su rango, por ejemplo, si no puede saltar, hacer cardio, etc.

En algunos casos como asma, o lesiones se recomienda la lectura de "La Salud del Dragon" del mismo autor.

El deporte que ahora tratamos de conocer, cien por ciento varonil exige, aparte del máximo rendimiento muscular, una sólida resistencia al considerable esfuerzo que precisan los entrenamientos necesarios para su aprendizaje; por lo tanto, comenzaremos a endurecerlo sometiéndolo a una rígida disciplina deportiva.

Lo anterior sobre "varonil" es para indicar que en este caso al no ser con fines deportivos sino realmente defenza, se pretende tener en preferencia un carácter y deseo de ganar fuerza y dureza, por tanto, las mujeres no deben tener algún impedimento por cuestiones estéticas, peso, gustos, o emocionales.

Cualquiera que desee fortaleza, encontrara los ejercicios prácticos, y correctos para un cuerpo de hierro; sin importar género, edad, o condición física (este último sabiendo acoplarte).

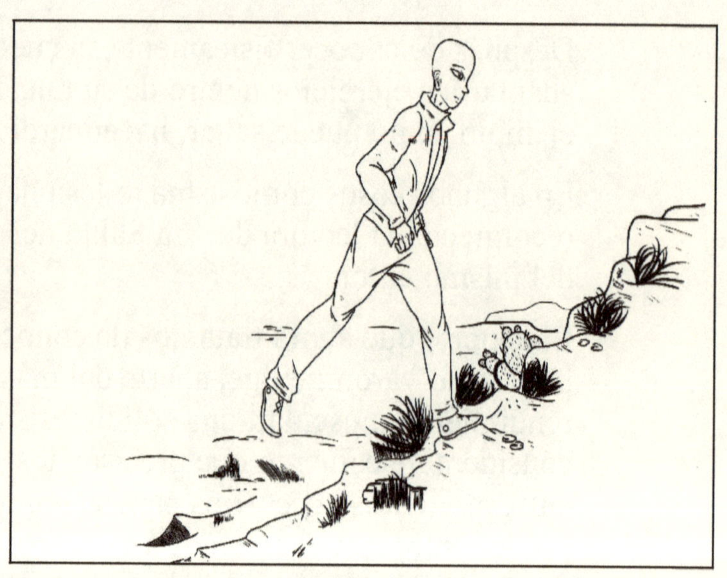

Como primera parte de este entrenamiento, está el correr a campo traviesa, preferiblemente en un lugar poblado de árboles; esta práctica deberá hacerse todos los días, tratando de recorrer un mínimo de dos kilómetros, aumentando la distancia a medida que su cuerpo soporte sin esfuerzos el recorrido. La forma indicada para correr, debe ser al principio lenta y acompasada, sin precipitaciones, respirando ampliamente por la nariz, naturalmente, con la boca cerrada, sin forzamientos; después de los primeros quinientos metros de trote ligero, haga un recorrido veloz, de cien metros mas o menos, para después caer de nueva cuenta en la carrera lenta y acompasada, a fin de poder normalizar la respiración; cuando ésta se haya recuperado y después de correr otros quinientos metros, ensayara un nuevo "sprint" (carrera corta y rápida) de otros cien metros, para nuevamente caer en el trote ligero y así sucesivamente hasta completar la cuota de mas o menos dos kilómetros. Al efectuar esta práctica, sobre todo los primeros días, no deberá esforzarse, ya que el resultado puede ser contraproducente; trate de encontrar el ideal sin forzamientos innecesarios, preparando así los pulmones para los entrenamientos posteriores; durante la carrera, vigile cuidadosamente su respiración, vaya bien abrigado con una sudadera cerrada y gruesa.

Después de la carrera anterior, pasaremos a la realización de una serie de ejercicios calisténicos que aparecen ilustrados en las siguientes páginas.

Cada uno de estos ejercicios, debe hacerse un promedio de quince a veinte veces por sesión. Mi recomendación es hacer el numero de ejercicios que siente bien a cada lector, de acuerdo con su conformación muscular, toda vez que demasiados ejercicios, en lugar de benéfico es perjudicial, ya que endurecen demasiado los músculos, cosa negativa dentro de cualquier deporte, porque un hombre de recios músculos es lento de movimientos, situación nada ventajosa, pues lo que precisamos es rapidez y agilidad si queremos destacar como Katatistas.

A estas alturas, con el formal entrenamiento deportivo, el lector notara que su apetito mejora sensiblemente, debiendo cuidar su alimentación a base de abundantes verduras, huevos, carnes y pescados, evitando en lo posible la ingestión de grasas acidas, harinas, y en general, alimentos fuertes en ácidos, y calorías; el sueño será mas pesado y reparador, por lo tanto procure dormir más; un promedio de 8 a 9 horas es aconsejable, o siestas de 6 horas en la tarde y noche, para reponer el desgaste originado por el entrenamiento.

Sobre más información de alimentación correcta; se recomienda el libro "La salud del Dragon".

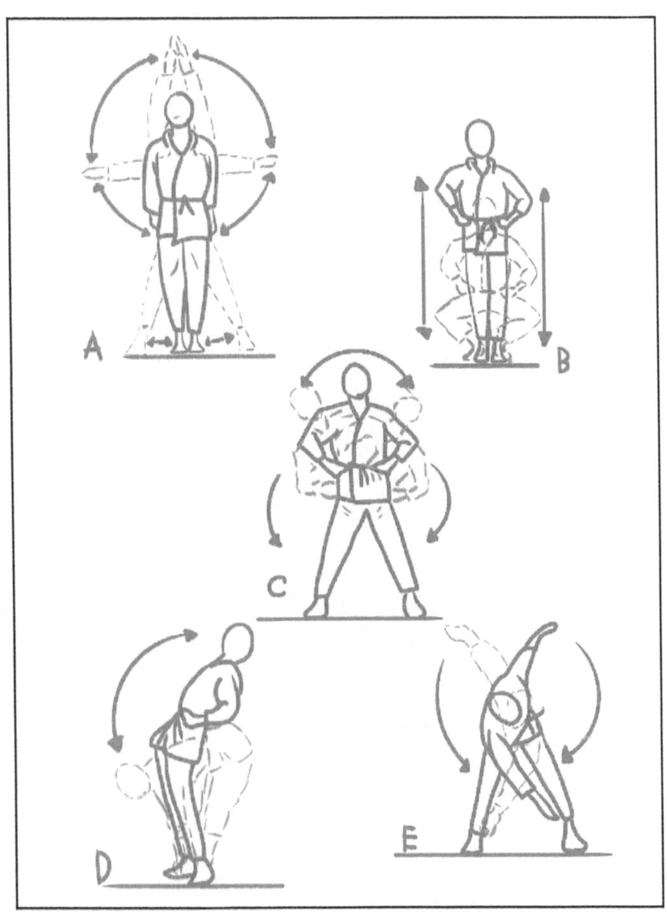

Ahora bien, comenzaremos con el ejercicio de calentamiento señalado con la letra A. Consiste en: de la posición de firmes, brincar abriendo el compás y dando al mismo tiempo un aplauso con las palmas de las manos por encima de la cabeza, regresando a la posición de firmes mediante otro brinco, entonces los brazos bajaran con fuerza a su posición natural, golpeando firmemente sus muslos con las palmas de las manos.

El ejercicio marcado con la letra B, es conocido por todos como "sentadillas"; estas las haremos poniéndonos en pie de un brinco, quedando posteriormente parados en las puntas de los pies, resorteando con objeto de endurecer las pantorrillas; de ahí bajaremos con mucha fibra y nuevamente nos incorporamos con un salto.

Este ejercicio es muy aconsejable para dar resorte a las piernas. Ejecútelo unas veinte veces por sesión mínimo.

El ejercicio C, trata de movimientos de rotación de la cintura.

Aparte de ser un magnifico método de evitar las comúnmente llamadas "llantas", da gran elasticidad y resorte a la cintura; hay que hacer veinte movimientos por lado.

El marcado con la letra D, se refiere a ejercicios de flexión de la cintura, es muy bueno para obtener resorte: eche su cuerpo hacia atrás, forzando la cabeza lo más posible y de ahí toque el suelo con las palmas de las manos, manteniendo rígidas las piernas; vigile el sacar resorte con los movimientos. Ejecútelo también veinte veces por sesión.

Ahora pasaremos a tratar el ejercicio de la letra E, explicado en la grafica con bastante claridad. Se trata de otro ejercicio para dar soltura al aspirante, para tener resorte. Fuerce hacia atrás la mano que queda arriba, para que al bajarla pueda hacerlo fácilmente; este ejercicio es muy recomendable para reducir cintura. Como los anteriores, hágalo veinte veces por sesión.

El ejercicio marcado con la letra F de la página, es un poco difícil para los principiantes, aunque de gran valor, ya que proporciona una extraordinaria elasticidad. Haga este movimiento únicamente diez veces, practicando con mucho cuidado durante las primeras sesiones. No exagere la nota, busque ayuda las primeras veces que lo practique.

El marcado con la letra G se explica por si solo. Se trata de un ejercicio tendiente a dar ligereza, soltura y rapidez al cuello: haga veinte giros hacia la derecha, y para quitarse lo mareado, haga otros tantos para la izquierda, después de atrás hacia el frente, pegando la barba sobre el pecho. Al terminar la serie, afloje el cuello con movimientos ligeros para ambos lados.

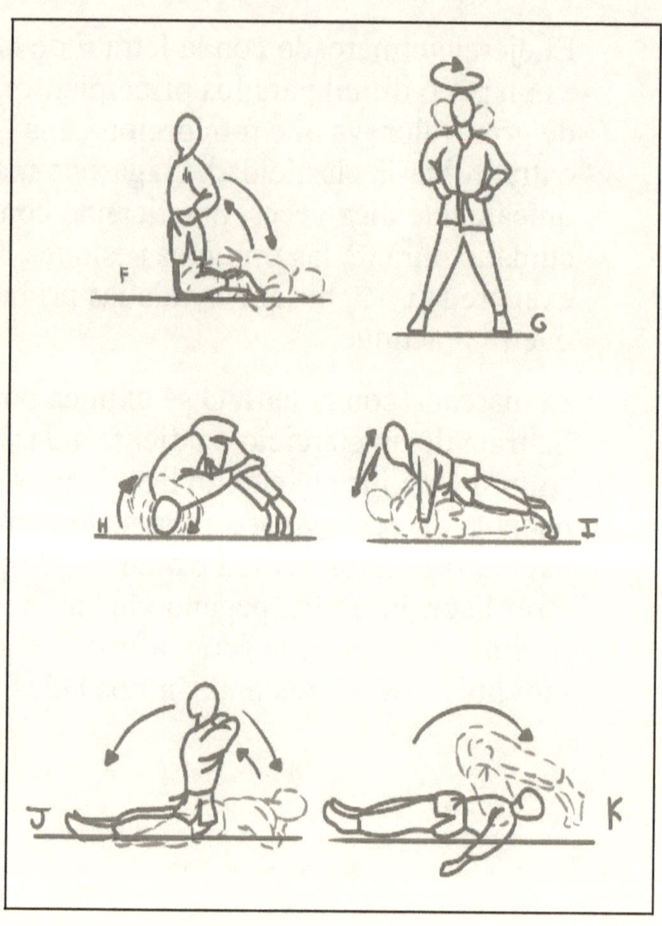

El ejercicio que indica la letra H es un poco rudo, por lo cual no se practicara mas de diez veces.

Es el indicado para endurecer el cuello, y convertirlo, por reciedumbre, igual al de un toro. La grafica indica con claridad la exacta pauta a seguir.

El ejercicio de la letra I, es comúnmente conocido como "Lagartijas", debe hacerse veinte veces; los primeros días haremos diez, pero pasada la primera semana de trabajo, elevaremos la cantidad hasta alcanzar la cuota señalada.

Trate de hacer este ejercicio apoyándose en las puntas de los dedos de las manos, a fin de ir endureciéndolos; eche la cabeza lo más atrás que pueda, tratando de tocar el piso con la punta de la barba; Este es un fabuloso ejercicio que por ningún motivo debemos dejar de practicar diariamente, ya que es clave para hacer de un alfeñiqué a un hombre.

Ahora pasaremos a un ejercicio muy fuerte, indispensable para endurecer una de las partes blandas del cuerpo, o sea el estómago; es necesario practicarlo diariamente un mínimo de veinte veces, haciéndolo con mucho entusiasmo y fibra, tocando con la frente las piernas, de manera que queden fuertemente asentadas al piso, sin doblar ni un milímetro la rodilla.

Para terminar esta serie de ejercicios, haremos veinte movimientos iguales al marcado con la letra K, el cual sirve de descanso al anterior y lo complementa; da mucha fuerza a las partes blandas, proporcionando asimismo forma atlética al aspirante, siendo además muy recomendable para lograr resorte. (Esto lo explico detenidamente en el capitulo respectivo.) Recomiendo a mis lectores anotar previamente sus medidas, sacando una fotografía de su cuerpo antes de iniciar este curso, a fin de comparar ambas cosas tres meses después.

Notara de inmediato que su cuerpo tiende a convertirse en el de un perfecto atleta, que sus músculos han aumentado en reciedumbre y fortaleza, de modo que ya estará listo el aspirante para entrar en firme a los entrenamientos rudos del deporte, sin temor de lastimarse, pues en su actual condición, soportara perfectamente, sin molestia alguna, las escaramuzas del Karate, por toscas que estas sean.

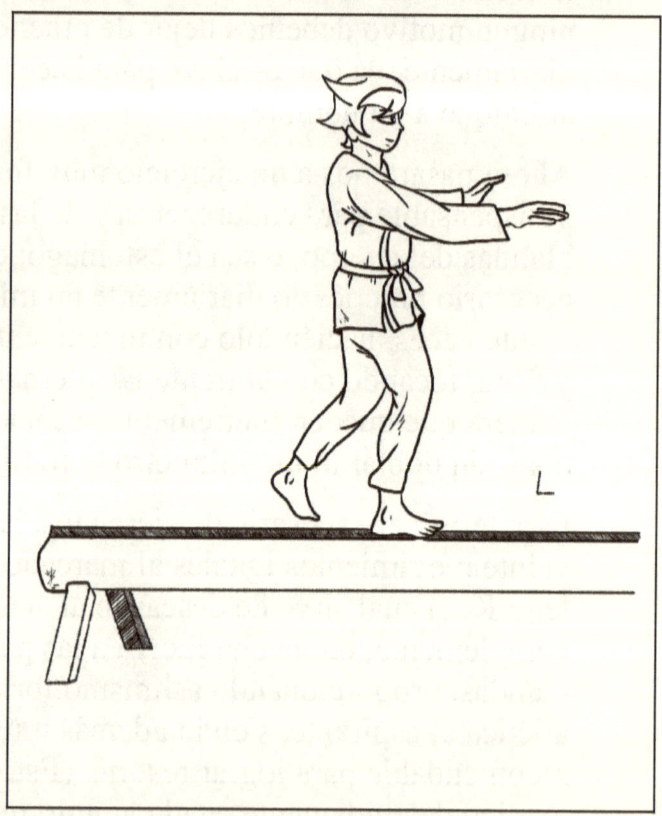

Con toda intención dejé para lo ultimo una practica muy sencilla, pero de gran valía, la cual parece ilustrada en la grafica anterior. Como puede apreciarse, consiste en caminar rápidamente sobre un travesaño de madera colocado a cierta altura, haciéndolo de adelante hacia atrás y viceversa, con gran rapidez, parándose en un pie y con el otro ejecutando patadas imaginarias al frente, a los costados y hacia atrás. Este ejercicio da mucha agilidad, equilibrio, fuerza y seguridad a las piernas, se trata del ejercicio mas recomendable que pueda existir para una buena preparación física.

El travesaño será de aproximadamente cuatro metros de largo, en caso de que no se pueda conseguir, substitúyalo inteligentemente por alguna barda o algo parecido, que permita con su practica lograr los maravillosos rendimientos que de su entrenamiento se derivan.

Para terminar su sesión de gimnasia recorra el cuarto donde haga sus entrenamientos, brincando con una sola pierna, la otra llevara en alto, alterne la pierna al cansarse.

Con lo anterior daremos por terminado este capítulo, que es el mas importante de todos, ya que, sin su adecuada asimilación, no es aconsejable pasar adelante. La preparación física previa, debe ser muy intensa los primeros dos o tres meses, luego durará toda la vida del aspirante, adaptada al exacto tipo de rutina deportiva que desee llevar, pero insisto, no deberá abandonarse jamás.

Pues bien, dando por aceptado que el aspirante ya trabajo tres meses en su preparación física, podemos entrar en materia.

Presento a mis lectores este moderno tratado de Karate y Autodefensa, en el cual he recopilado todos aquellos lances, tretas y golpes, que a mi juicio son mas asimilables para la idiosincrasia y temperamento latino. Las formas de entrenamiento que aconsejo, se salen del tradicional misticismo oriental, pero redundan en beneficio del aspirante, quien, con la teoría del presente libro, recibe unos extraordinarios conocimientos de Defensa Personal. Se trata de maravillosos golpes prácticamente desconocidos, en los que, como únicas armas, se utilizan partes del cuerpo.

Lo mas importante es que insensiblemente se harán de un magnifico deporte, que les proporcionara, aparte de un cuerpo fuerte y músculos resistentes, gran confianza en si mismos; pero debo recordar a mis amables lectores, que en los deportes solamente se obtiene éxito si se practica incansablemente, siempre corrigiéndose, buscando mejores técnicas, depurando errores y llevando como meta la superación física y mental.

Nuestro deporte, si bien es cierto que nos da gran ventaja sobre los profanos en estos conocimientos, también hay que reconocer que no nos da carta patente de invulnerabilidad, ya que hay personas con las que nos podemos tropezar, que, sin ninguna educación deportiva, son capaces de derrotar a cualquiera, ya sea por su innata fuerza o su espíritu combativo. De ahí que no por el hecho de leer o practicar bien o mal lo escrito en estas páginas, crean que son invencibles, muy por el contrario, nunca debemos subestimar al contrario antes de conocerlo y mucho menos si nos tenemos perfectamente bien asimilado todo lo aquí tratado, además de llevar muchos años de ventaja derramando copiosamente sudor en los entrenamientos.

Nuestro deporte es un deporte de paciente disciplina a largo plazo; si empezamos hoy, llevemos en la mente que para poder afirmar que medio lo conocemos, será necesario haberlo practicado incansablemente por largos años, de modo que piense el lector que, al adquirir este libro, compra una cadena perpetua de sano esparcimiento y superación deportiva.

Preparación Mental

Este tratado contiene lances sumamente toscos, cuyos resultados pueden ser funestos, por eso, antes de entrar de lleno en su aprendizaje, suplico a mis lectores reflexionar lo necesario, preparándose mentalmente a recibir unos conocimientos extraordinarios en sus rendimientos deportivos, que les servirán como arma para la Defensa personal, pero que por su propia rudeza, equivalen a traer consigo algo mas potente que un arma de fuego con cartucho cortado, recomendándoles evitar que la irresponsabilidad, nerviosismo o falta de calidad moral, convierta un bello deporte en un peligro para si o para sus semejantes.

Los conocimientos de Karate y Defensa personal que aquí hallaran, deben considerarse como un sano deporte, desde luego para personas recias, pues contiene las equivalencias del Boxeo y del Jiujitzu, deportes que permiten un desahogo decente de las naturales inclinaciones belicosas de los jóvenes y que al mismo tiempo endurecen sus músculos, preparándolos debidamente para salir airosos de cualquier contingencia donde fuere indispensable defenderse.

Por lo tanto, mis lectores deberán imbuir su espíritu y mente de nobleza, decencia y caballerosidad, para hacer de este deporte un medio de superación física y reciedumbre moral.

En la practica y durante las necesarias escaramuzas tendientes a adentrarse en los secretos del presente tratado, se precisa de un compañero, ya que de otra manera no es practicable al 100%; es en este caso en el que mas debemos compenetrarnos de caballerosidad y abnegación deportiva, buscando practicas sanas sin lastimar al compañero, recordando el blasón olímpico de que en el deporte, lo primordial no es ganar, sino competir y, en nuestro caso, aprender en cada práctica, tanto de nuestras victorias como de las derrotas.

El segundo aspecto a cuidar, de importancia capital, es la serenidad, ya que un ejecutante de Karate debe ser hombre sereno, tranquilo, que no deje traslucir en su rostro ninguna emoción; su control emocional deberá ser absoluto durante el desarrollo de las escaramuzas, su cara será tan fría e impenetrable como la de una estatua, no debiendo tener nervios; este aspecto vital, solamente se adquiere con la constante practica y un rígido control personal físico del dolor y las emociones.

El tercer aspecto indispensable de cuidar, es perder el miedo al golpe; pues si bien es cierto que aprendemos la forma de amortiguar los golpes, también lo es que estos duelen y mucho mas los primeros tiempos. Esto puede traer aparejado que el aspirante pierda la confianza y llegue a tener miedo; por lo tanto, es preciso que antes de tener la primera escaramuza formal, se foguee con muchos días de intensa practica de preparación física, con lo que, al aumentar la solidez de sus músculos, acrecentara también en igual forma su confianza y serenidad; confianza que se ira aumentando paulatinamente al ir absorbiendo poco a poco los conocimientos rutinarios de los lances formales, llevados cuidadosamente a la práctica.

Por último, tratare sobre dos aspectos que son la clave del éxito: La tenacidad en su preparación deportiva y la entusiasta acometividad en los lances.

Lo primero se adquiere con una constante e implacable disciplina de entrenamiento diario.

Lo segundo es natural en algunas personas, pero susceptible de desarrollarse en las que no lo tienen; esto debe ser parte de nuestro entrenamiento y preparación mental, consecuencia lógica de la confianza que se va adquiriendo con las constantes escaramuzas.

Por lo tanto, vuelvo a insistir en que es necesario llevar de la mano en las practicas, los aspectos físicos y mentales del aspirante, para que ambos, en su exacta conjunción, lo lleven al éxito, éxito que no solamente se observara en el deporte, sino que venturosamente trascenderá en todos los aspectos de su vida, en la vida de un deportista sano de cuerpo y mente, que llevara como blasón las siguientes sabias palabras:

1. **TENACIDAD PARA EL APRENDIZAJE Y SU PRACTICA**

2. **SUBLIMIZACION DEL DETALLE Y EL CLASICISMO**

3. **SERENA Y CALCULADA AGRESIVIDAD**

4. **CABALLEROSIDAD DEPORTIVA**

Con los anteriores elementos y treinta minutos diarios de entrenamiento, todos mis lectores se convertirán después de algunos años, en extraordinarios ejecutantes de este bello deporte.

Recomendaciones Especiales

Recomiendo a mis lectores tomar debida nota de las recomendaciones siguientes:

A. Si el aspirante no se siente en perfectas condiciones físicas no deberá aceptar por ningún motivo participar en escaramuza alguna.

B. Si durante una practica resulta necesario pararla, por así convenir a alguno de los contendientes, bastara con una señal convenida para que de inmediato la practica se pare. La señal puede ser oral o bien dar tres manazos sobre el cuerpo del contrario; esto es un pacto entre caballeros y deportistas, que deberá respetarse al pie de la letra.

C. En el caso de que durante algún entrenamiento se suscite un K.O., el aspirante deberá tomar una semana de descanso antes de aceptar una nueva escaramuza; desde luego es conveniente visitar a un médico solicitando su opinión sobre el percance.

D. No se lleve a efecto ninguna escaramuza después de comer o durante el proceso de la digestión.

E. No es conveniente practicar con novatos que aun no conozcan los principios de defensa; entrene con expertos que lo guíen, protejan y además le enseñen.

F. No confunda el machismo con lo que la prudencia aconseja.

G. Haga del deporte un culto tan amplio como el de una religión. Recuerde que los conocimientos de este libro precisan de muchos días de un acucioso entrenamiento y gran paciencia.

Lleve cuidadosamente a la práctica las recomendaciones anteriores y recibirá con creces, dividendos de salud, bienestar físico y mental, amén de un extraordinario estado de animo aunado a la sensación de confianza y seguridad que brinda el sentirse poseedor de una maravillosa técnica de Defenza Personal.

La Respiración

En este capitulo el lector aprenderá la parte mas importante de su preparación deportiva: saber respirar correctamente, algo que muy poca gente aquilata en su exacto valor y que como veremos mas adelante, es fundamental por lo siguiente:

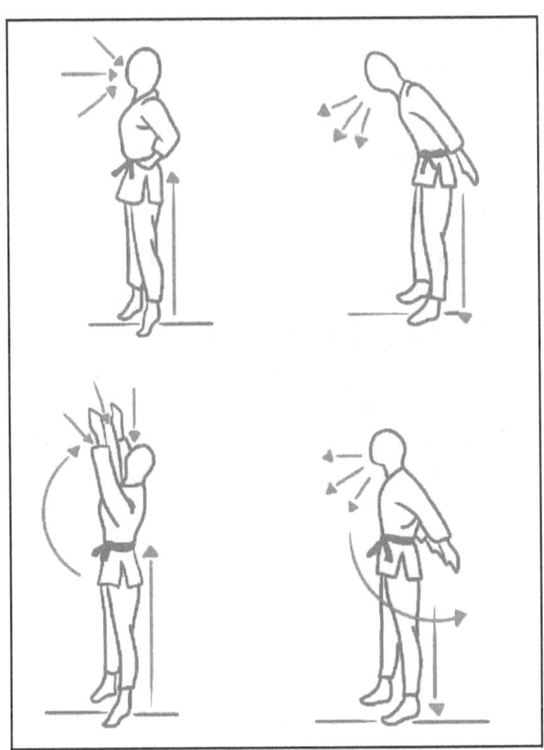

Respirar es vivir, la función mas importante del cuerpo humano es respirar porque de esa función dependen todas las demás. El hombre podrá vivir algún tiempo sin comer o sin beber, pero sin respirar, su vida terminaría irremisiblemente en cuestión de segundos; esto, que es fácil de comprender, encierra la gran verdad del éxito o fracaso de un deportista, ya que de nada le servirán unos músculos recios, si no sabe respirar adecuadamente, toda vez que el trabajo del corazón y de los pulmones es mucho mas vital que el de los músculos; sin embargo, esto pasa inadvertido para muchos aspirantes.

El corazón y sus importantes funciones, trabajan fuera del control de nuestra voluntad, pero mediante los ejercicios de preparación física que describo en su correspondiente capitulo, se podrá obtener la colaboración de este órgano.

En contraste con el corazón, los pulmones si son susceptibles de ser controlados por nuestra voluntad, siempre y cuando nos empeñemos en lograrlo mediante el inteligente entrenamiento que a continuación describo.

Desde este momento iniciaremos el estudio y practica de un buen sistema de respiración.

Recordemos siempre que una buena respiración, se traduce en un estado físico y mental de superación, ya que la respiración provee al hombre del oxigeno necesario para purificar su sangre, expulsando el acido carbónico, influyendo en la circulación sanguínea e interviniendo en una interminable lista de beneficios corporales.

Existen dos formas de respirar, que son:

A. La respiración común que todos conocemos, que llamaremos superior.

B. La respiración completa, inferior o diafragmal que es la que veremos renglones adelante.

La primera forma de respirar, mundialmente conocida por el hombre, no necesita estudio, ya que la adquirimos desde el preciso instante de nacer, dando con ella principio a la vida; esta forma de respirar emplea la parte superior de los pulmones.

La respiración completa, inferior y diafragmal, es uno de los mas valiosos atributos del Yoga; no es sencillo de aprender, pues precisa de entrenamiento constante, de acuerdo con las reglas que a continuación indico:

Colóquese en posición de firmes, respire
ampliamente, con toda la expansión que
pueda dar a sus pulmones, a fin de llenarlos
en toda su capacidad de oxigeno vivificador;
primero llene la parte superior de ellos, luego
la inferior haciendo llegar el oxigeno hasta el
diafragma, manteniéndolo unos quince
segundos para posteriormente expulsarlo
lentamente por la boca; respire de nuevo,
llenando de oxigeno la parte inferior de los
pulmones, poniendo en juego el diafragma, el
cual, al descender, ejerce presión sobre los
órganos abdominales y empuja la pared
frontal del abdomen llenando la región media
de los pulmones, haciendo salir las costillas
inferiores y el esternón; luego llene la parte
alta de los pulmones, elevando la parte
superior del tórax, contrayendo ligeramente
el abdomen, con cuyo movimiento
ayudaremos a los pulmones a llenarse en toda
su capacidad; manténgase en esa posición
quince segundos, después proceda a expulsar
con fuerza el aire viciado que contenían
estomago y pulmones; la expulsión del aire
debe hacerse por la boca lo más fuertemente
posible, soplándolo hasta vaciarlo
completamente. Inicie una nueva y profunda
respiración, lleve de nueva cuenta el oxígeno
a su estómago; manténgalo cinco segundos y
expúlselo normalmente por la nariz.

Ahora iniciemos una nueva absorción de oxígeno en forma lenta pero profunda, elevando los brazos y deleitándose con esa amplia bocanada de aire fresco que va llegando suavemente, milímetro por milímetro, hasta llenar en toda su capacidad los pulmones y estomago; para limpiarlos de sus propias impurezas, sostenga el oxigeno unos segundos y proceda a expulsarlo lentamente, hasta conseguir un total relajamiento.

La primera lectura no es suficiente para comprender el mecanismo completo de esta respiración inferior, por eso se hace indispensable practicarla varias veces, preferentemente ante un espejo, para que se pueda asimilar y comprender íntegramente su correcto funcionamiento. El lugar ideal para practicar los ejercicios anteriores, es algún sitio poblado de árboles, siendo las horas mas convenientes, las primeras del día (Ver los dibujos de la página).

La cantidad y duración de estas prácticas de respiración, deberán ser moderadas los primeros días, se irán aumentando gradualmente conforme el aspirante se vaya familiarizando con ellas; cuando lo anterior se lleve a efecto en forma inteligente, se tendrán unos pulmones mas fuertes, saludables y controlados, que harán las veces de incansable resorte, dándonos brío y aliviando la fatiga que traen aparejados los bruscos movimientos del deporte que estamos por aprender.

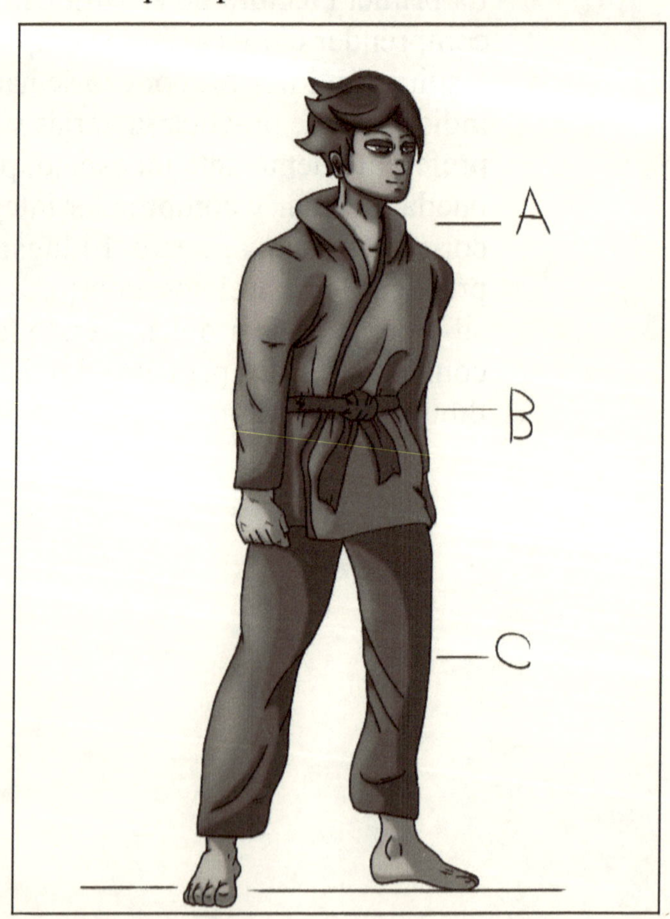

El equipo

Todos los deportes precisan ser efectuados con un equipo adecuado que facilite su realización. De ahí que para practicar el Karate y los lances de Defensa Personal que aquí se tratan, también necesitaran mis lectores equiparse adecuadamente; para ello recomiendo una vestimenta de tres piezas que consiste en una recia chaqueta o kimono, un pantalón flojo, suspensorio y una banda que hace las veces de cinturón, hechos de tela gruesa o algodón, cosida a pespunte, con cordel de algodón fuerte; es recomendable la lona delgada, pespunteada con costuras en forma de rombos, a fin de darle mayor resistencia; los pantalones serán un tanto flojos para evitar que se rompan fácilmente y se ajustaran a la cintura con trencillas de la misma tela, colocadas como el tipo que se conoce como jareta; la banda o cinturón tendrá aproximadamente unos cuatro centímetros de ancho y mas o menos tres metros de largo, para que permita dar dos vueltas a la cintura del aspirante y sujetarse al frente, con un nudo cuadrado, según se muestra en la gráfica dibujada.

Los pies irán descalzos de ser posible, con las
uñas bien recortadas; en caso necesario se
podrán calzar con zapatos tipo guante que usan
los gimnastas de aparatos o zapatos para
parkour, y en ultimo caso pueden usarse zapatos
tenis con agujetas, sin terminales metálicas, esto
solamente en casos especiales, ya que el deporte
se debe practicar descalzo; las uñas de las manos
llévelas lo mas recortadas posible y no use
ninguna clase de anillos.

Se hace necesario adquirir un costal de
entrenamiento, como el que usan los boxeadores
para sus prácticas, una tabla para practicar el tajo
(esto lo detallo en siguientes capítulos) y un
recipiente que puede ser una cubeta llena de
lentejas, o viruta de madera para entrenar la
mano. Una vez que tenga los elementos
anteriormente señalados, estaremos en
posibilidad de dar comienzo a nuestras
actividades deportivas.

Donde y como practicar este deporte

Después del entrenamiento previo para buscar la
condición física necesaria a fin de entrar de lleno
en la practica de las escaramuzas, el aspirante se
encontrará lleno de vitalidad, sus músculos se
habrán endurecido y su mente estará preparada
para entrar en acción.

Para ello precisamos de un lugar adecuado donde ensayar la teoría del presente tratado y convertir en resultados positivos lo que se presenta en letras de molde; el lugar ideal deberá ser un sitio limpio, bien aireado, sin chiflones, equipado con un dojo, o sea un colchón de aproximadamente cuatro metros por lado que se colocara sobre una tarima de madera; el colchón deberá estar relleno de materiales blandos y forrado con una resistente lona como los que se usan en los cuadriláteros donde se practica lucha olímpica, ni muy duros que no protejan al cuerpo de la rudeza de las caídas, ni muy blandos que permitan que los pies se hundan, pues esto acarrearía la consecuente pérdida de rapidez; en caso de no poder contar con tal colchón, se pueden hacer los entrenamientos al aire libre, sobrc cl pasto.

Una vez decidido el sitio en el que se encuentren los indispensables elementos citados, podrían iniciarse las escaramuzas, debiendo practicar estas con un compañero de la misma edad, talla y peso similares, siendo necesario que los primeros lances sean celosamente vigilados por un experto, o cuando menos por alguien iniciado en la materia, quien tendrá la misión de ayudar a la correcta ejecución de los lances y que además deberá corregir los defectos de los aspirantes, a fin de evitar la creación de vicios, y velar por la seguridad física de los iniciados, llevándolos de la mano, por decirlo así, en sus pininos dentro de este deportc, cn cl cual la fase primaria es la más importante de cuidar.

Cuando los aspirantes han pasado satisfactoriamente este primer aspecto y empiezan a mostrarse hábiles, entonces la práctica se alternará con hombres más fuertes, de diferentes estaturas y pesos, que paulatinamente vayan fogueando física y mentalmente al aspirante, afirmando con ello y con cada nueva practica sus conocimientos. En caso de que no se pueda contar con el tercer hombre a que hago referencia como vigilante, recomiendo que la practica se lleve a efecto con mucha prudencia, marcando únicamente, no tirándose a fondo en la ejecución de los lances. Para evitar resultados contraproducentes, este proceso de marcar y no tirar, hará mas lento el aprendizaje, pero resultará definitivamente mas seguro; cuando ya se tenga bien comprendido un lance, ejecútese completo, con prudencia a fin de no lesionar al compañero o salir innecesariamente lastimado.

Reglas de Higiene

Todo deportista precisa tanto de un celoso cuidado de su conducta, como de una estricta observancia de reglas de higiene, con objeto de lograr el estado ideal de salud que permita su superación en el deporte.

A fin de conseguir lo anterior, a continuación, inserto diez reglas de conducta, de rígida disciplina deportiva, que incrementaran benéficamente su salud, bienestar físico y mental.

I. Levantarse temprano, realizar ejercicios de respiración, de gimnasia y un ligero entrenamiento de los temas aquí tratados.

II. Dormir como promedio un mínimo de ocho horas diarias, o siestas de seis horas.

III. Apartarse de los vicios y excesos.

IV. Comer bien, a sus horas, verduras abundantes, carnes rojas, pescados, pocas harinas y grasas.

V. Tonificarse con vitaminas de origen natural o herbolario moderadamente.

VI. Muchos baños de sol y paseos a pie al aire libre.

VII. Vigilancia de su peso y de su salud.

VIII. Observancia escrupulosa del aseo y de la higiene.

IX. Revisiones médicas periódicamente.

X. Estricta diciplina deportiva, para no dejar pasar un solo día sin entrenamiento y sin dejar de llevar a cabo las reglas antes anotadas.

XI. Revisiones médicas periódicamente.

XII. Estricta disciplina deportiva, para no dejar pasar un solo día sin entrenamiento y sin dejar de llevar a cabo las reglas antes anotadas.

De llevar a efecto lo expuesto en renglones anteriores, el aspirante obtendrá como premio a su perseverancia el tesoro más grande que existe bajo el sol y que es la salud; por tanto, recordemos siempre esta sabia sentencia:

- **Dios siempre perdona...**

- **El Hombre algunas veces...**

- **La naturaleza nunca...**

Cuidemos con el mayor celo posible ese preciado don con que nos ha dotado la naturaleza: La salud.

Aprendiendo a resortear

Se entiende por movimientos de resorte o resortear, todos aquellos realizados con gran rapidez y brío, tendientes a facilitar un ataque relámpago o una veloz salida.

Los principales resortes los tenemos en los muslos y cintura, pero todos nuestros músculos son susceptibles de resortear, si previamente los hemos preparado para ello.

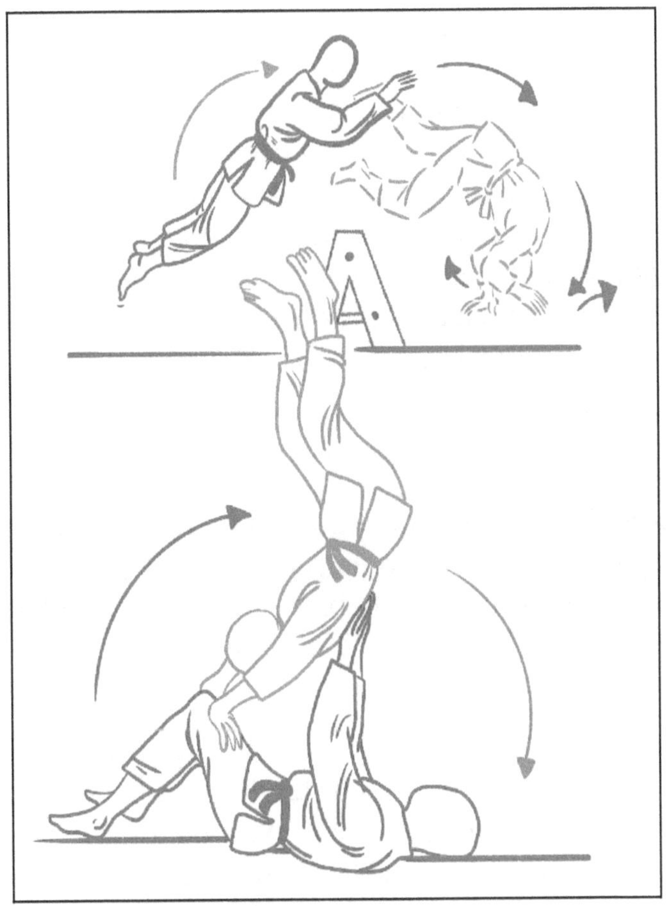

En la grafica anteriores aparecen ilustrados los resortes y sus ejercicios de preparación más comunes; el "A" presenta el que se deriva del ejercicio conocido como sentadilla, del cual sale un salto que proporciona agilidad felina; ejecute el citado ejercicio de la sentadilla, y al saltar trate de sacar el máximo el resorte que le brindaran sus músculos; hágalo una y cien veces tratando de obtener en cada ocasión un más brioso resultado.

Cuando se sienta satisfecho de ese resorte, pase a ensayar el que aparece ilustrado con la letra "B", que es un resorte de cintura, muy sencillo de ejecutar; para su realización acuéstese boca arriba con las espaldas planas al suelo, levante sus piernas vigorosamente con resorte de cintura, hágalas llegar lo mas alto posible, de modo que el punto de apoyo sobre el suelo vengan a ser sus pulmones; en el aire resortee con viveza los pies hacia los cuatro puntos cardinales, esto a base de resorte.

Terminemos el citado ejercicio dando un fuerte y rápido resortazo que nos ponga de pie.

Estudie detenidamente la gráfica de referencia y proceda a trabajar con este ameno ejercicio, que le proporcionara sano entretenimiento y le brindara la oportunidad de hacerse tan ágil como un gato montés.

Ahora pasaremos a practicar un resorte muy fácil, para ello recurra a estudiar la figura "D" de la grafica ilustrada, en la que aparece un movimiento tendiente a hacer llegar las palmas de las manos al suelo; para facilitar lo anterior, haga un resorte al forzar la cintura hacia atrás, la cual, al regresar al frente y hacia abajo, lo hará en una forma natural, con gran sencillez y facilitando tocar el suelo con las palmas de las manos.

Con los ejemplos anteriores y con resortes de su propia inventiva, deberá el lector ir ampliando cada día mas su repertorio de resortes, los cuales serán de gran utilidad cuando nos adentremos en la practica de las escaramuzas que presentare en los próximos capítulos.

Recomiendo practicar el ejercicio conocido como "salto del tigre" que aparece ilustrado en la gráfica, debido a los excelentes resultados que reporta.

Preparación de las manos

En este capitulo trataremos un tema básico para el deporte que nos ocupa en el presente tratado y que es endurecer paulatinamente las manos hasta convertirlas en recias tenazas de herrero; para lograr lo anterior, es preciso que diariamente se practiquen los ejercicios que ilustra la gráfica, que consisten en:

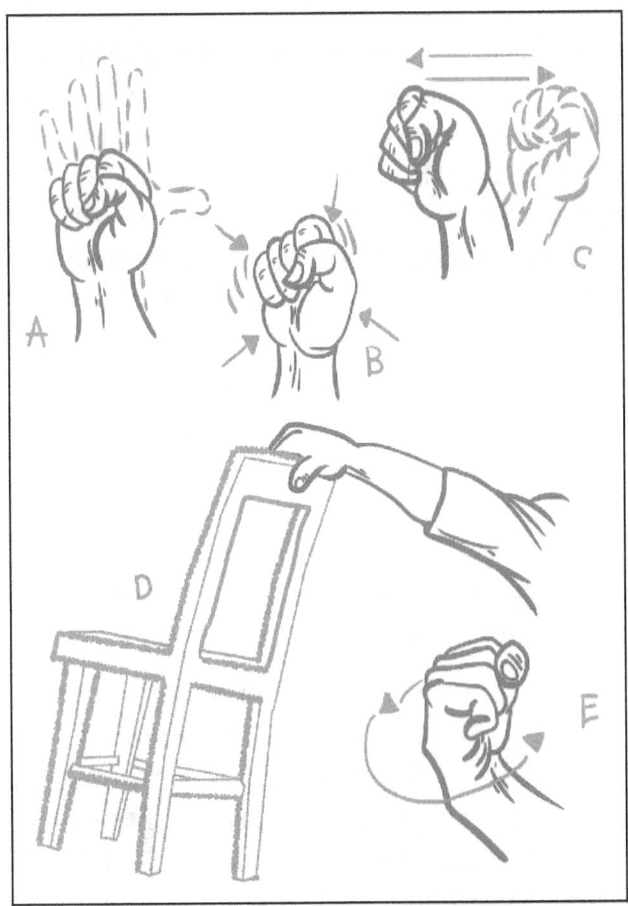

A. Abrir y cerrar vigorosamente la mano, no menos de cien veces en cada serie.

B. Apretar fuertemente con las yemas de los dedos una pelota de hule esponja.

C. Ejecutar movimientos de adelante hacia atrás del puño.

D. Levantar una silla o un objeto parecido, a base de presión con los dedos, sin arquear la muñeca ni el brazo.

E. Ejercicios de rotación de la mano con el puño bien cerrado, hacia los cuatro puntos cardinales, alternando los movimientos. Para descansar los músculos de los ejercicios anteriores, afloje los dedos y sacuda las manos con fuerza, chicoteando los dedos, con lo cual sentirá alivio inmediato; la constancia en la practica diaria de estos ejercicios, hará que al cabo de algunos meses el lector tenga unas manos fuertes, dedos agiles y recios y una solida muñeca, con lo cual apenas habremos subido el primer escalón de la serie que lo conducirá a ser un buen ejecutante de Karate.

No se precipite y quiera en poco tiempo lograr lo que normalmente requiere muchos años de preparación, recuerde que sus manos van a ser las herramientas de trabajo en este viril deporte, en el cual solo sobresalen aquellos que demuestran tenacidad.

Por lo anterior, sométase con gusto a las practicas que anteceden; sea usted su propio entrenador, vaya aumentando la cantidad y tiempo de los ejercicios, conforme sea conveniente y sus músculos le respondan en la misma forma; no se extralimite, pero tampoco haga menos de la que considere necesario; sostenga siempre el mismo ritmo ascendente de trabajo.

El Tajo

Cuando las manos del lector se encuentren suficientemente endurecidas con los ejercicios del capítulo anterior, podrá iniciar la practica de este golpe demoledor, que aparenta ser fácil pero que precisa de mucho tiempo de entrenamiento para lograr que sea efectivo y contundente; para su practica consiga una tabla de aproximadamente cincuenta centímetros de largo por veinte de ancho con tres centímetros de espesor, colóquela sobre sus muslos y practique el golpe deteniendo la tabla con la mano izquierda mientras golpea con la derecha y viceversa; esta diaria practica deberá hacerse golpeando un mínimo de cien veces con cada mano, aumentando o decreciendo la potencia del golpe, conforme la mano vaya soportando los impactos.

Comenzaremos con tajos mas o menos fuertes, intercalando golpes suaves para descansar, dando de vez en vez golpes con el máximo de potencia; estos al principio se darán con menos frecuencia; el tiempo nos ira acostumbrando a impactos mas solidos y a que el canto del mano este día con día mas resistente y el golpe vaya resultando más certero.

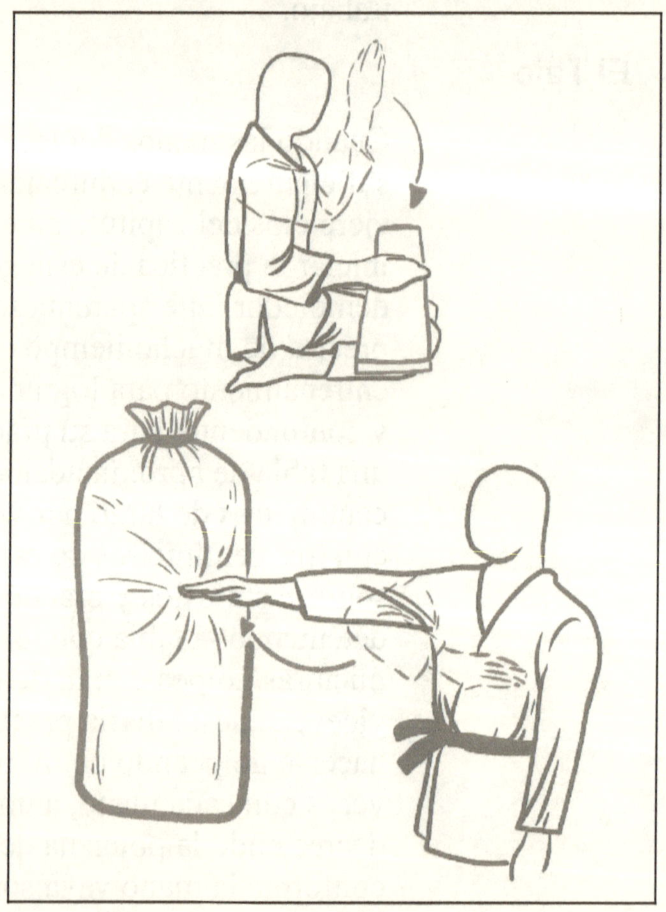

Practique el tajo sobre un costal como el que utilizan los boxeadores o con la tabla forrada de los Kataristas, golpeando en diferentes lugares, mandando el tajo desde diversos ángulos de partida. Para dominar este golpe desde todos los puntos de salida imaginables y que de todos ellos salga bien, certero y recio, recomiendo no engolosinarse las primeras veces golpeando demasiado fuerte, pues puede lastimarse la mano; el dominio del tajo se obtiene al llegar a un año de práctica diaria.

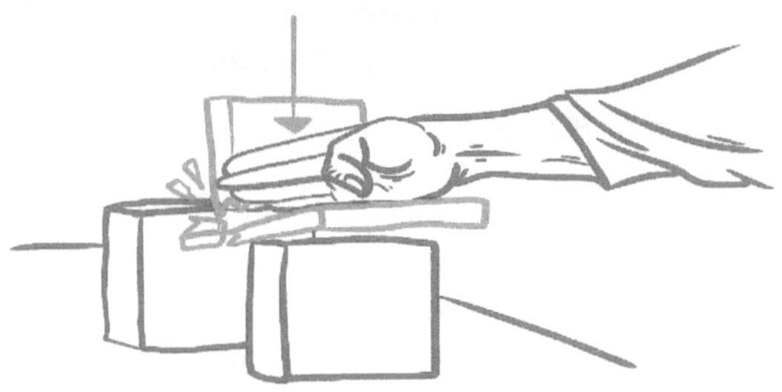

En mi vida deportiva he conocido a mas de una docena de ejecutantes de Karate que, después de mas de veinte años de entrenar diario este golpe, lograban romper con relativa facilidad un ladrillo de una pulgada de espesor; estos extraordinarios alardes solamente son posibles, como anteriormente anoto, después de muchos años de constante trabajo, de ahí mi recomendación a los lectores que se armen de mucha paciencia y practiquen incansablemente este maravilloso conocimiento, que seguramente les pagara con creces el tiempo que le dediquen.

En el dibujo de la gráfica, aparece ilustrado un golpe de tajo maestro, rompiendo una tabla; ustedes mismos seguramente ambicionaran hacer algo similar, cosa que lograran a base de los tenaces entrenamientos anteriores descritos.

ADVERTENCIA

Los conocimientos que vera el lector en los capítulos siguientes, son sumamente rudos y peligrosos; por ello, recomiendo mucha prudencia y caballerosidad durante sus entrenamientos.

Armas del Karate

Como anteriormente hemos dejado asentado, el vocablo Karate quiere decir "mano vacía" o mano sin armas. Sin embargo, la técnica verdadera de este deporte ha convertido en poderosas armas de combate las manos, codos, dedos, rodilla y pies, merced a entrenamientos especiales.

En las graficas siguientes, aparecen
ilustradas nuestras armas naturales; junto
a ellas se encuentran una serie de dibujos
que muestran simbólicamente la clase
contundente de elemento de combate en
que se convierten; el tener control sobre
estas armas no es sencillo, precisa de un
acondicionamiento físico adecuado, para
que puedan ofrecer los rendimientos de
varios años, para poder tenerlas bien
organizadas en nuestro favor.

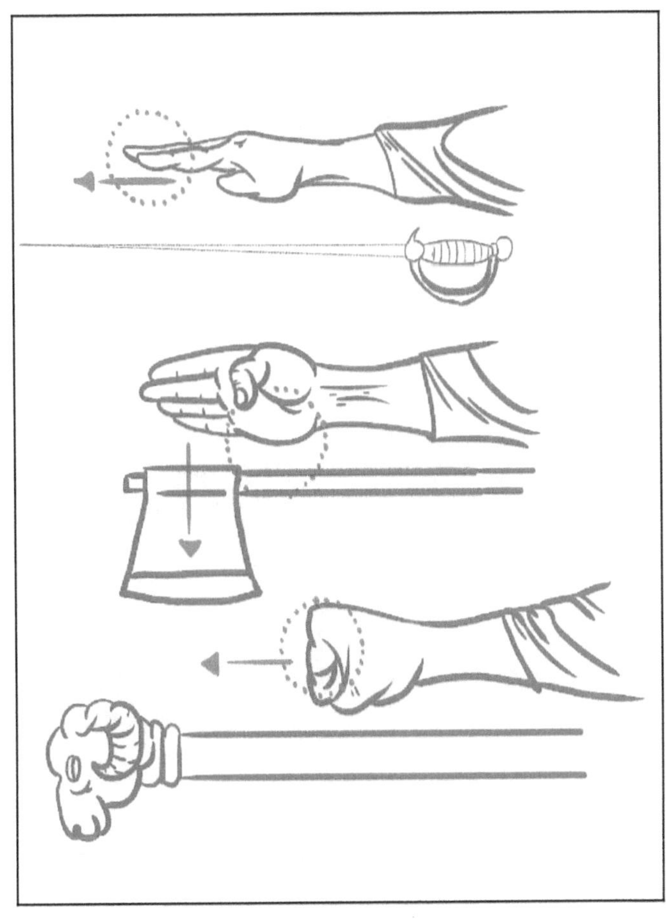

El lector deberá hacerse, desde que momento, a la idea de estudiar y practicar mucho y durante muchos años, con objeto de cristalizar el anhelo que lo llevó a la compra de este libro, que es la de hacerse poseedor de unos maravillosos conocimientos, los cuales le proporcionaran tanto la forma de defenderse científicamente de cualquier ataque físico, como de ser un hombre fuerte, sano de cuerpo y mente, dueño de un cuerpo recio, de rápidos reflejos, fuertes músculos y gran agilidad.

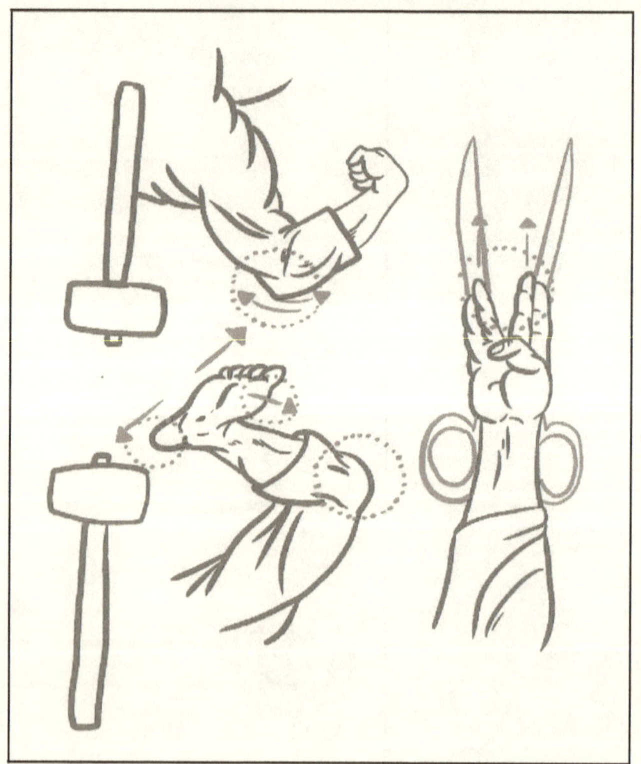

Pero todo esto, insisto, solamente se obtendrán después de largas horas de rudo e intenso entrenamiento, con muchas horas de gimnasio robadas a nuestras actividades, una completa abstención de toda clase de vicios y debilidades humanas.

Ya que el ejecutante de Karate precisa de celosa observancia de reglas de conducta, no solamente físicas sino también mentales.

Así pues, estudiemos detenidamente los dibujos de referencia para comprender el mensaje de sus símbolos y, sin mas tramite, iniciemos los pasos que nos permitirán convertirles en virtuosos ejecutantes de este viril deporte.

Partes vulnerables del cuerpo

Los dibujos de la presente grafica señalan cuales son los puntos vulnerables del cuerpo, con objeto de endurecer los que son susceptibles de ello.

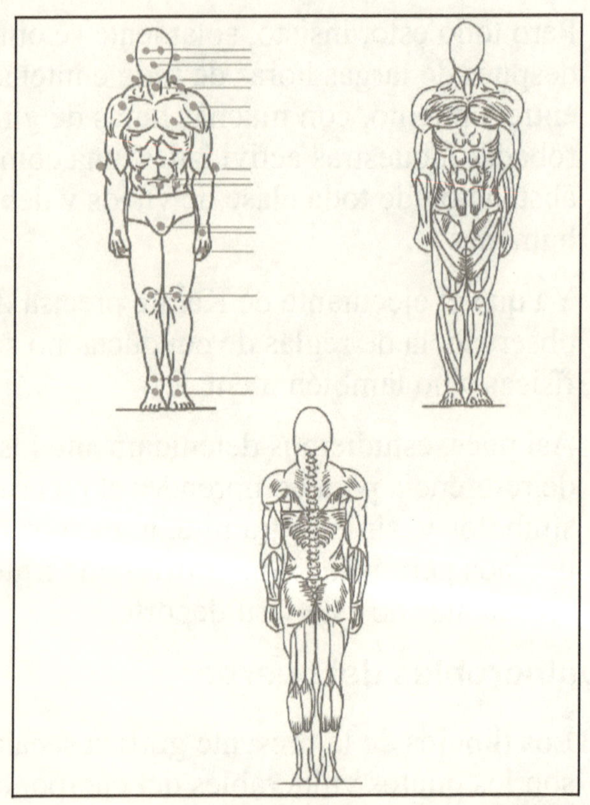

Golpe de Karate con la base de la palma de la mano

En las ilustraciones de las graficas presentes, aparecen dibujos que muestran otro de los maravillosos recursos de esa asombrosa gama que brinda el Karate; en el se emplea la base de la palma de la mano para golpear y desviar golpes, bloquear tanto patadas como golpes con el puño o de tajo, dirigidos a lugares identificados como vulnerables. Para emplear este recurso es necesario aprender a presentar adecuadamente la mano, a fin de evitar lastimarse los dedos; se usan indistintamente cualquiera de las manos.

Para entrar en materia, estudie con detenimiento las ilustraciones insertadas renglones arriba; prepare su mano y comencemos con ejercicio de sombra realizados frente a un espejo, buscando el estilo ideal para su ejecución; cuando haya conseguido este primer aspecto, pasaremos a la practica de golpeo formal contra el costal, a fin de ir endureciendo la mano y la rudeza de sus impactos; desde luego que este golpe no se deberá cambiar en ningún caso por uno que podamos aplicar con el puño cerrado, esto es de elemental lógica, pero debemos reconocer la eficiencia de este lance cuando peleando en corto podamos golpear duramente con este golpe la parte inferior de la base de la nariz del contrincante, al cual materialmente se la pulverizaremos; por lo tanto, deberá el lector trabajar concienzudamente este recurso para incorporarlo a su repertorio es Karate.

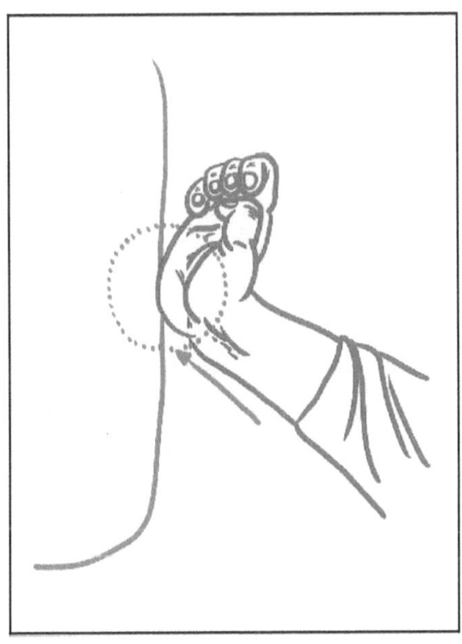

En el plan de bloqueo deberá practicarse
desviando golpes de marcaje que tanto en
aprendizaje como en fogueo, nos mandara el
compañero de prácticas; trate que todos sus
impactos sean extraordinariamente veloces,
recios y contundentes, regresando de inmediato
la mano a la posición de salida, o sea de guardia;
acentúe dicho golpe con rudeza para que sea mas
eficaz; los primeros días de práctica con el
compañero, deberán de ser de común acuerdo, es
decir, conociendo de antemano el golpe que se
va a bloquear, para hacerlo; conforme vaya
aumentando su malicia, el acuerdo previo
desaparecerá y en su lugar se aventaran golpes
sorpresivos desde todos los ángulos posibles, a
fin de foguearse mas decisivamente y
aprovechar en su totalidad los recursos que vaya
asimilando.

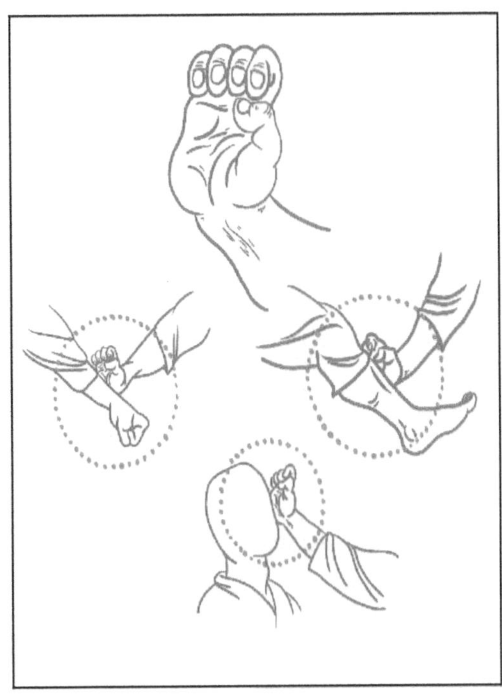

Alterne la practica de este golpe con las dos manos para hacerlo más completo; practíquelo exhaustivamente hasta que se sienta seguro de conocerlo a la perfección y ejecutarlo con limpieza en cualquier posición en que se encuentre.

Golpe de Karate con el pie

Ahora estudiaremos uno de los golpes mas vistosos, espectaculares y contundentes del Karate, el cual se propina con el filo de la planta del pie.

Aparte de ser muy llamativo, se emplea en la pelea abierta, como recurso de autodefensa o bloqueo, preparando el terreno para golpes mas definitivos y como método de ablandamiento, o bien como ataque directo.

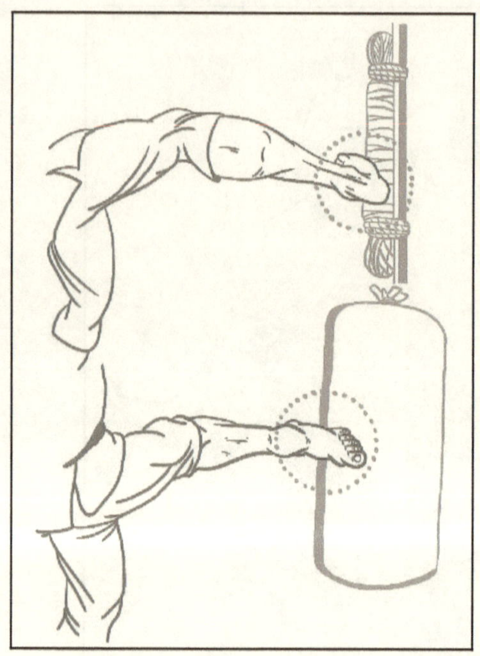

Por lo anterior puede apreciarse que se trata de un recurso muy amplio, siendo por lo tanto necesario aprenderlo perfectamente.

Dicho golpe se practicará descalzo, requiriendo forzosamente del espejo, ya que ahí es donde se afinan los movimientos primarios y se autocorrigen los errores de ejecución.

El golpe puede darse con el filo exterior de la planta del pie, con la planta del pie, con el talón o con los dedos del pie. Este lance exige mucho brío, absoluto sentido del equilibrio, rapidez y rudeza; para dominar este golpe, se precisa de paciencia, meses y meses de constante e interminables practicas de espejo y sombra, hasta lograr la soltura necesaria y con ella iniciarnos en la practica contra el costal o el Makiwara.

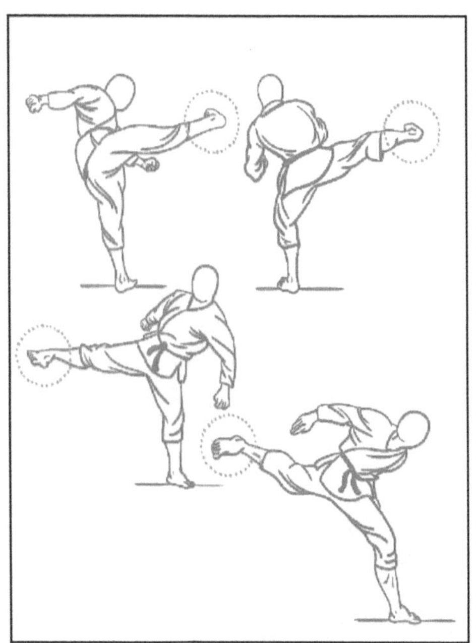

No es aconsejable entrenar contra los elementos anteriormente citados sin antes tener soltura y agilidad, ya que lo que se conseguiría seria contraproducente, o sea un golpe tal vez fuerte, pero sin movilidad alguna, y la base del éxito en este lance es la agilidad felina, aunada a un fuerte pegue de eficaz puntería.

Un ejercicio preliminar a estos entrenamientos y que recomiendo como ideal, es brincar la cuerda unos cuantos minutos diarios para dar soltura a las piernas.

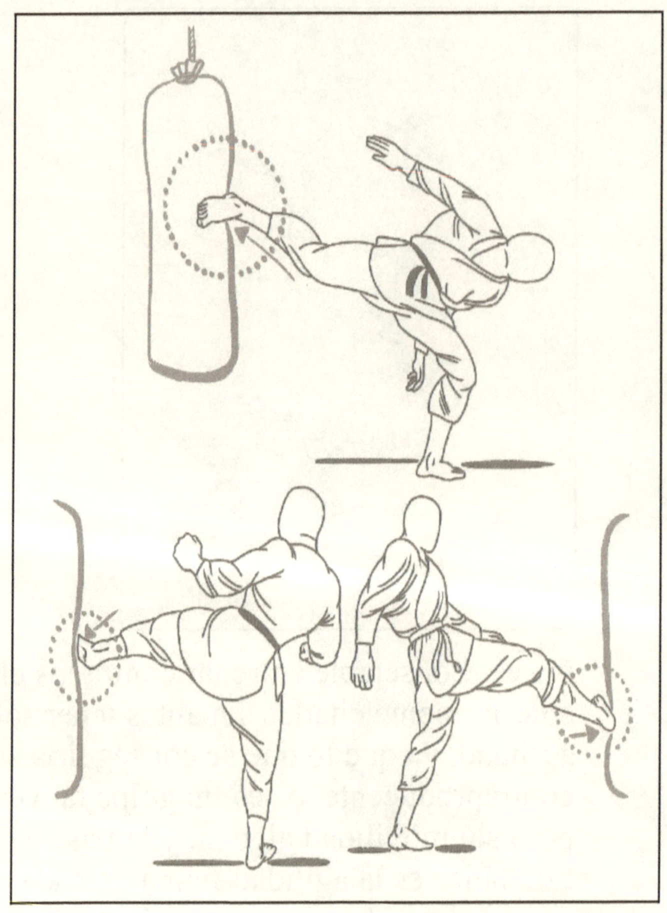

Después de las recomendaciones anteriores, entremos en materia estudiando detenidamente las ilustraciones de las graficas mostradas, en las que aparecen ilustrados los movimientos básicos necesarios para lograr efectividad con este golpe.

Como puede apreciarse, dos son los aspectos básicos, primero quedar sólidamente parado sobre una pierna, guardando celosamente el equilibrio durante la fracción de segundos que esta queda en el aire; segundo, hacer llegar certeramente la patada al lugar deseado.

Pero no son patadas de loco ni de ahogado las que se tiran, son patadas científicamente calculadas, con serena puntería y recta contundencia, para que, al hacer impacto en el lugar elegido, se obtengan los dividendos planeados anticipadamente.

Cuando el lector tenga la agilidad necesaria, la soltura y rapidez ideales para este golpe, entonces, no antes, pasaremos a entrenarlo formalmente contra el costal, a fin de obtener el punch que da el impacto contra algo resistente; para ello estudiemos la gráfica, en la que se ilustra un entrenamiento de golpes contra un costal o Makiwara.

Dejo a su elección este accesorio, pero mi recomendación es empezar las primeras practicas con mucha mesura, cuidando que el golpe sea lo más clásico y bien ejecutado, sin preocuparse por el momento de que este sea fuerte, ya que lo mas importante de la primera fase, es cuidar la correcta ejecución, vigilando la figura, el equilibrio; el pegue vendrá con el tiempo, conforme se vaya adquiriendo forma, seguridad y confianza en su estilo y rudeza.

Observaremos en la citada gráfica, que el golpe
se aplica indistintamente con cualquiera de las
dos piernas, que el impacto se logra golpeando
con el filo del lado exterior de la planta del pie,
que es la que se produce un golpe mas doloroso;
al hacer contacto contra el costal, deberá
arquearse ligeramente el pie para dar el golpe
precisamente con el lugar señalado; cuando este
golpe este bien digerido, pasaremos a estudiarlo,
pero aplicándolo con el talón; este lance ya
resultara más fácil a nuestros lectores, pero de
todos modos se deberá trabajar mucho con el
para lograr la exactitud que se requiere.

Cuando considere que este golpe lo tiene bien
aprendido, pasaremos a la practica del mismo,
pero haciendo contacto con la base de los dedos
de los pies, siendo necesario cuidar mucho su
correcta ejecución para no lastimarse.

Con lo anterior, daremos por terminado este
lance en cuanto a aplicarlo descalzo se refiere.
Con zapatos también se utiliza ampliando su
radio de acción golpeando con la puntera y con
el filo de la suela, que cubre la parte interna del
pie. En capítulos mas adelante reseñaremos
amplitud.

Para terminar, quiero dejar asentado que este
golpe debe ir aunado a una cadena de golpes
posteriores que redondee un ataque completo y
devastador.

Recuerde el lector que la constancia y largas
horas de entrenamiento, será lo único que le dará
la posesión de este extraordinario recurso, el
cual considero como el mas importante de los
lances de Karate.

Golpe de Karate con la rodilla

Dentro de los recursos del Karate, está el golpe
que se aplica con la rodilla, el cual, como todos
los de este deporte, es sumamente peligroso; se
precisa de mucha reciedumbre y un concienzudo
entre nacimiento para poder convertirlo en algo
verdaderamente útil como elemento de defensa y
ataque.

Pues bien, entrando en materia, procedamos a
estudiar la grafica en la que aparece ilustrado el
lance del presente capitulo.

El rodillazo se prodiga, precisamente, con el filo
de la rodilla y siempre va dirigido a lugares
eminentemente vulnerables; pueden usarse las
dos rodillas.

El golpe en si es bastante sencillo, su ejecución
rudimentaria; en realidad no se precisa de gran
clasicismo, pero si de una fuente acopio de
rapidez, elasticidad, fuerza y puntería, para dar
siempre en el blanco previamente fijado, esto
desde luego sin que se telegrafíen movimientos
que pongan en guardia al contrincante; esta parte
es la fundamental, pues el rodillazo debe ser un
golpe sorpresivo y artero.

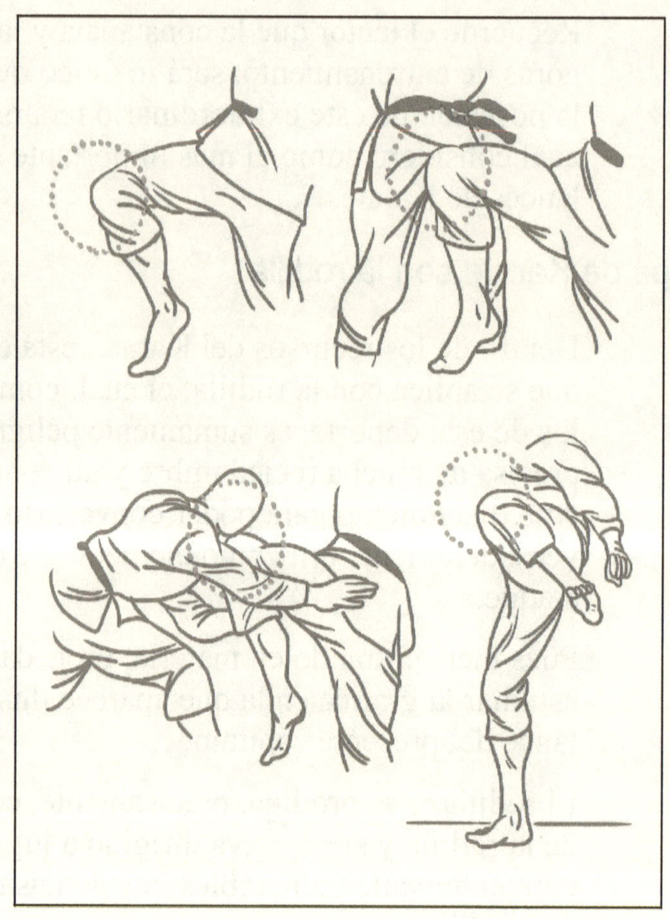

Su entrenamiento es contra el costal o Makiwara, y, como en todos los casos, empezaremos a practicarlo frente al espejo, a fin de comprender su exacta trayectoria, la altura a la que se puede llegar, así como su distancia para tener medido el golpe y enviarlo siempre con la seguridad de que hará blanco.

Este golpe se emplea en peleas cuerpo a cuerpo, en el terreno que en el boxeo se conoce como "pelear en corto"; mi recomendación para el éxito de este lance, es prepararlo con ejercicios de sombra, levantando vigorosamente la rodilla, cuidando que el peso de su cuerpo quede bien balanceado sobre la otra pierna, para no perder ni un ápice el equilibrio, ya que si esto sucediera, el lance seria contraproducente; por lo tanto, vigilemos en nuestros ejercicios de sombra este vital aspecto, el cual se redondeara mas cuando se ejecute frente al espejo en el que podamos ser nosotros nuestros propios jueces, y ver si dejamos un posible hueco por donde pueda filtrarse el contrario, o si nuestra mala o inadecuada posición es propicia para que trabajen contra nosotros.

Para evitar lo anterior, sugiero hacer lo siguiente: Parece apoyándose con firmeza sobre las plantas de los pies, flexione las rodillas ligeramente hacia el frente y levántelas lo más alto que pueda.

El segundo ejercicio consiste en aventar el rodillazo lo mas posible hacia el frente. Combinando dichos ejercicios, tendremos medida nuestra distancia de blanco.

Después de estos preliminares, pasaremos a entrenar el golpe contra el costal, procurando ir subiendo de fuerza, pero sin descuidar la puntería, regresándolo en fracciones de segundo a su punto de salida, para quedar en guardia con el equilibrio perfectamente controlado.

Golpes de Karate con la mano

El Karate tiene un extenso repertorio de golpes que se aplican con la mano, utilizando diversas posiciones de éstas. La grafica siguiente ilustra cinco formas diferentes de golpear con la mano, estudiemos detenidamente cada dibujo para captar perfectamente la forma de utilizar correctamente cada uno de estos extraordinarios recursos.

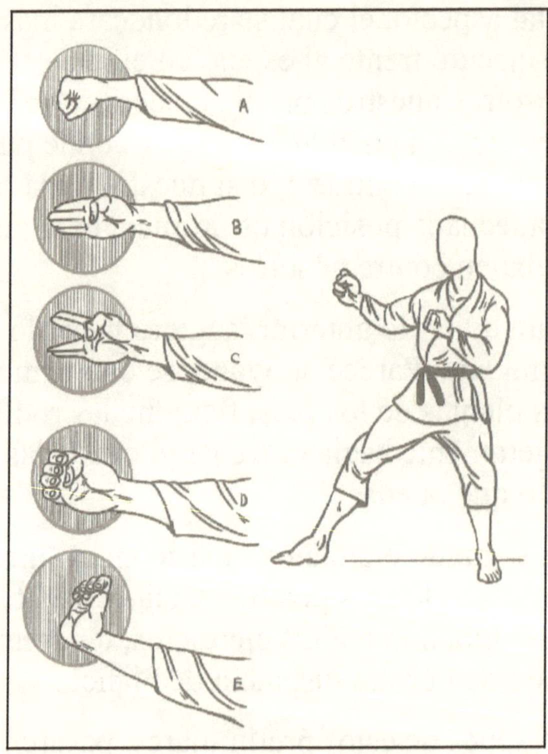

La figura "A" muestra el puño cerrado, un golpe conocido de todos como el Boxeo, pero en el Karate este golpe sale de la posición de guardia que aparece en el dibujo del muñeco completo, logra su impacto haciendo un movimiento de tirabuzón que da un recio impulso al golpe, el cual resulta contundente y demoledor.

En su oportunidad detallaremos tanto la forma correcta de su entrenamiento como el medio de obtener mayores dividendos de él.

La figura "B" muestra la mano en posición de atacar golpeando con las puntas de los dedos; para utilizar este golpe, es preciso endurecer concienzudamente manos y dedos con una serie de entrenamientos especiales que veremos en capítulos adelante; este golpe se dirigirá siempre a partes blandas, vulnerables; cuando se logra tener bien cimentado este golpe, sus resultados son radicales.

La figura que aparece marcada con la letra "C", presenta otra forma de utilizar los dedos, presentándolos en forma de V según se indica. Para el profano, abrir los dedos adoptado esta postura, es difícil ya que se precisa de entrenar bastantes veces este movimiento para lograr la soltura necesaria y hacerlo como reflejo; este golpe es peligroso, pues siempre va apuntado a los ojos del contrario.

No puede ni debe practicarse en el gimnasio, a lo sumo haciendo sombra, sabiendo exactamente donde llegara, pero eso es todo.

Cuando utilice este recurso, será porque su vida se encuentre en peligro, pues se trata de uno de los golpes secretos del Karate, quizá el mas sanguinario, por lo cual recomiendo a mis lectores suma prudencia en su práctica y posterior utilización.

Insisto, solo se usará en casos extremos. Platique el de la posición de "Puño Cerrado": Abra su mano rápidamente de modo y manera que al abrirla quede con los dedos en la citada posición de V; hágalo cientos de veces hasta lograr su depurada ejecución.

La figura que indica la letra "D", muestra una mano con el puño semicerrado; el golpe en esta ocasión corre a cargo de los nudillos de la segunda articulación de los dedos; estudie exactamente el lugar con el cual se aplicara el impacto, una vez asimilado en teoría, pasaremos a conocerlo en la práctica.

Este recurso es otro recio golpe que se da en partes débiles, con resultados demoledores.

Desde luego hay que conocer los lugares donde se logra mayor impacto y la forma ideal de obtener mejores resultados; al igual que con el recurso anteriormente reseñado, hay que tener cuidado en su practica y solamente usarlo en casos en que sea verdaderamente indispensable.

Por último, tenemos la ilustración marcada con la letra "E".

En ella se presenta la forma de golpear con la base de la palma de la mano; este conocimiento es extraordinario, no solamente para el ataque, sino para bloqueo y defensa, siendo su forma de aplicar de fácil comprensión; este golpe siempre será dirigido a lugares previamente conocidos, donde su impacto sea definitivo o bien para con el esquivar, bloqueando, los golpes del contrario.

Volvamos de nueva cuenta a la figura de la letra "B", que intencionalmente dejé lo ultimo para hacer notar al lector que de esta posición de la mano sale el golpe conocido por el Tajo, el cual detallo con toda amplitud en un capitulo especial; este golpe complementa la serie de recursos para golpear con la mano.

Ahora bien, después de haber conocido en teoría estos radicales conocimientos de ataque y autodefensa, pasaremos a entrenarlos debidamente para lograr que se conviertan en reflejos naturales, y que los pueda utilizar con tanta facilidad como un experimentado chofer cambia las velocidades de su automóvil; para ello debemos primero endurecer la mano, los dedos y las muñecas; después aprender a colocar los dedos en las posiciones indicadas, haciéndolo en forma rápida como movimiento normal de los mismos.

En el capítulo de preparación de las manos, explico con toda amplitud los ejercicios especiales tendientes a preparar sus manos para estos rudos entrenamientos de golpeo que precisamos para lograr que manos y dedos respondan en forma adecuada; no trate de brincar la preparación de sus manos, sería contraproducente.

Hay personas que de nacimiento tienen manos fuertes, pero su fortaleza no es la adecuada para estos impactos, por lo tanto, todos mis lectores deberán sin excusa ni pretexto, entrenarse debidamente antes de entrar de lleno a la práctica de estos conocimientos.

Golpes de Karate con el codo

En el Karate real también se emplean los codos para golpear; por lo tanto, hoy iniciare a mis lectores en el conocimiento de un recurso nuevo, en el cual se emplean, como anteriormente anoté, los codos; este golpe es muy contundente, lleva el peso del que lo da y sus resultados son como todos los golpes de Karate, demoledores.

En las ilustraciones de la grafica aparecen los dibujos de algunas de sus formas de aplicación y entrenamiento; estudiémoslas con detenimiento y pasemos a la práctica.

El entrenamiento clásico de golpes de Karate se hace contra un Makiwara, que es una tabla forrada con materiales blandos, firmes y recios, pero yo aconsejo apartarse un tanto de dicho clasicismo y entrenar contra un costal como los que utilizan los boxeadores durante sus prácticas, ya que este tiene la ventaja sobre el Makiwara, es completamente pasivo.

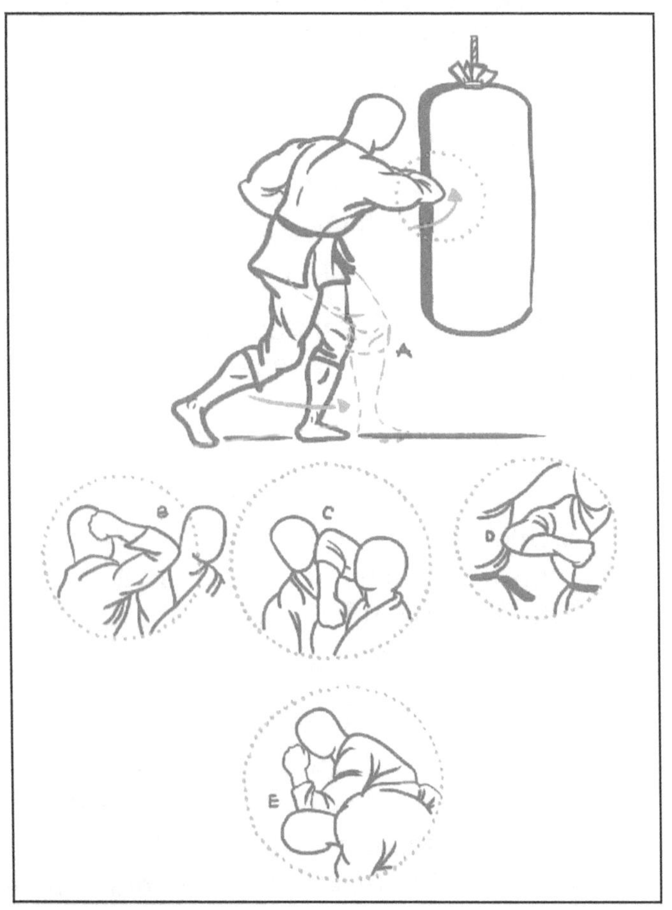

Pero, en fin, si al lector le parece mejor esto, puede usarlo; su finalidad de sobra conocida, es endurecer, obtener puntería, punch y perfeccionar movimientos.

De modo que ya sea con el costal o con el Makiwara, iniciemos el entrenamiento formal de golpeo.

Las primeras sesiones deberán ser sumamente ligeras, sin emplearse a fondo, para evitar posibles lesiones; conforme se vaya logrando endurecimiento, se aumentará la potencia de los golpes, no antes; recuerde que en la pausada asimilación está el éxito.

El golpe con el codo se emplea en peleas en corto, cuerpo a cuerpo; su impacto va contra lugares previamente identificados y entrenados; de sobra está hacer notar al lector que se trata de golpes sumamente dolorosos.

Para su entrenamiento formal, colóquese frente al costal a la distancia que necesita su codo para hacer contacto, debiendo estar perfectamente parado, balanceado el peso de su cuerpo a fin de no perder ni un ápice de equilibrio; al dar el golpe, ayude a darle mayor fuerza con resorte de cintura, cargando el peso del cuerpo y llevándolo con el codo; al hacer impacto, regresara de inmediato a su lugar de partida.

No se engolosine al golpear y pierda equilibrio o distancia; practique el impacto del codazo partiendo desde diversos ángulos de salida, ya sea colocado el puño hacia arriba en posición horizontal o diagonal, apuntando con el puño para abajo, siempre buscando mejor puntería y mayor consistencia.

Para lograr eficacia, deberemos practicar diariamente afinando detalles, sin pasar por alto el más mínimo.

Golpe de Karate con el puño

En el Karate existe un golpe que se propina con el puño cerrado, digamos igual a los golpes del Boxeo, a diferencia de que el nuestro es de efectos mas contundentes; para el se emplea el puño de la mano con los dedos perfectamente cerrados, rematados por el pulgar, el cual va sobre los dedos índice y medio, para mayor consistencia.

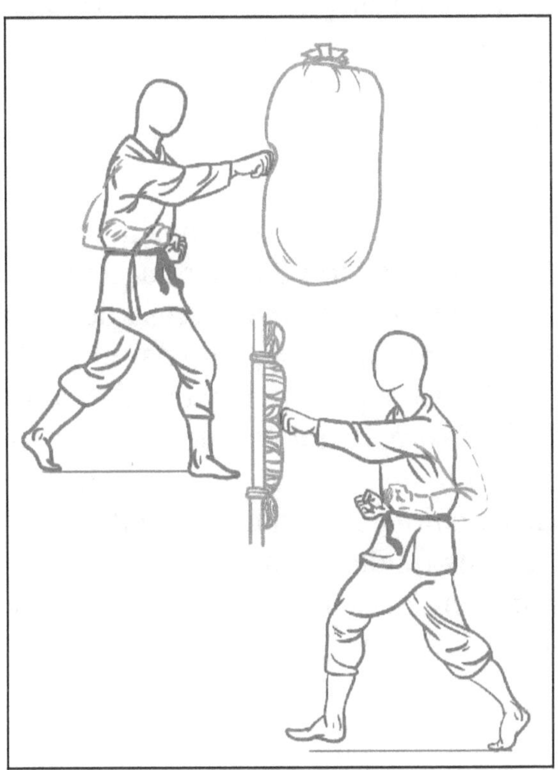

Observe detenidamente la forma correcta de cerrar la mano, la cual aparece ilustrada en la grafica siguiente, y pasemos al entrenamiento de este golpe, que, según los cánones del Karate, deberá practicarse contra un Makiwara, pero yo he modernizado este aspecto recomendando el uso de un costal de entrenamiento de boxeo. Pues bien, en un lugar u otro, lo fundamental es practicarlo exhaustivamente hasta realizarlo perfectamente.

Para su comprensión, estudiemos la grafica en la que aparecen dos figuras entrenando dicho golpe, en una se ve el costal, en la otra el golpeo es contra un Makiwara; este es una tabla gruesa sólidamente asegurada al piso, forrada en la parte donde se entrena, con material que puede ser henequén o una fibra parecida, forrado después con vendajes de tela adhesiva para darle cuerpo.

Regresando al punto que nos interesa, el golpe sale de la posición de guardia, o sea a la altura de su cinturón, la mano con su dedo pulgar apuntara hacia arriba; para dar el golpe se lleva el puño hacia el frente, haciendo un movimiento de tirabuzón, de modo que al llegar a su destino y hacer contacto, el puño se encuentre volteado hacia abajo, apuntando con el dedo pulgar al suelo; es fundamental este movimiento de tirabuzón, pues ahí precisamente se encuentra el punto del golpe.

Para fijar la exacta colocación y recorrido del brazo, entrene primero frente aun espejo, y cuando este golpe le salga bien, pase a realizarlo contra el costal haciendo contacto, buscando que en cada ocasión el golpe sea más fuerte, cuidándose mucho los primeros días; para no lesionarse las manos, es aconsejable vendarlas siguiendo la técnica empleada por los boxeadores. Las piernas deberán estar sólidamente asentadas en el piso, a fin de que el impacto sea más sólido y seguro.

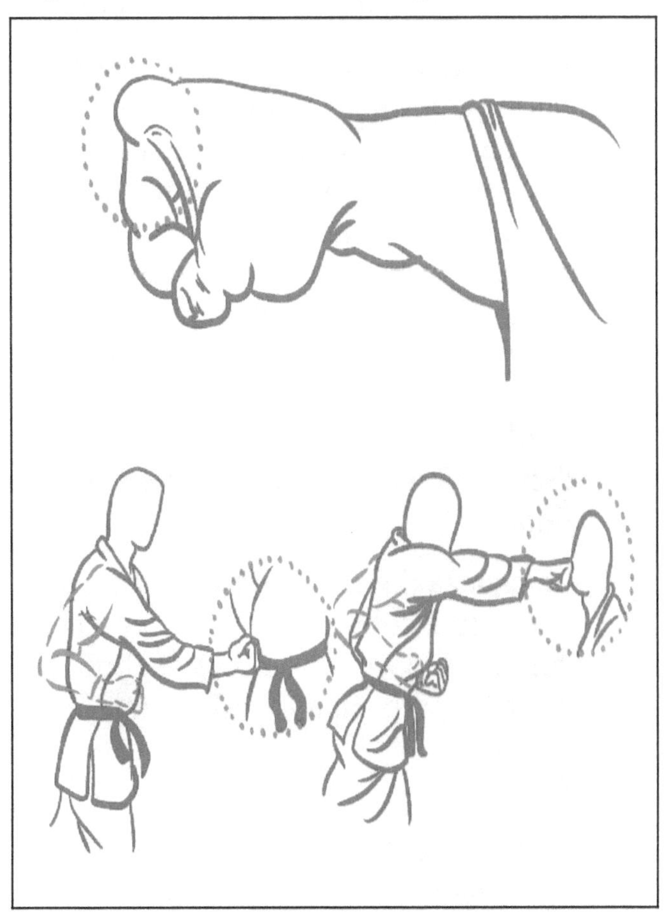

Con la practica anterior, las manos se endurecen demasiado y pierden habilidad para trabajos manuales; de ahí que, si el lector trabaja con ellas en sus actividades normales, deberá cuidar no atrofiárselas con las practicas a que me vengo refiriendo.

Después de cada sesión de aproximadamente cincuenta golpes por mano contra el costal, haga el entrenamiento haciendo sombra, sin enemigo al frente, corrigiendo la figura, para hacer mas limpio y elegante sus movimientos.

Para mayor comprensión, detallaremos las normas, que son: primero, colocación de las piernas frente al costal, sólidamente asentadas al piso, rodillas un tanto flexionadas para sacar resorte de los muslos, la cintura lo mas floja posible, con objeto de obtener resorte de ella y llevar el golpe con más rapidez; el peso del cuerpo se deberá dejar ir inteligentemente en cada golpe para darle contundente potencia, pero vigilando no perder el equilibrio; un katarista debe ser un experto en no irse como un toro de lidia.

La cabeza deberá llevar la barbilla recogida, pegándola contra el pecho para no ofrecerla como blanco; los hombres sueltos, el puño bien cerrado, pero sin apretarlo demasiado para no cansarse.

El cerrar fuertemente el puño, crispa los músculos entorpeciendo la agilidad, debilitando la potencia del golpe.

Estos detalles aparentan ser insignificantes, pero son de importancia capital, por lo cual debemos vigilarlos meticulosamente para no caer en vicios que puedan repercutir desfavorablemente en prácticas posteriores.

Ahora recordemos el movimiento de tirabuzón, el cual, insisto, debe resultarnos perfecto. Para ello regresemos al espejo y en cámara lenta observáremos con cuidado como se efectúa dicho giro; hay que trabajar cuidadosamente ese movimiento medular.

Para descansar la mano de los golpes, ejecute el lector los ejercicios de sombra que ilustra la gráfica, los cuales aflojan la tensión y sirven para crear el bloqueo a golpes de este tipo; recomiendo a mis lectores estudiar mi libro sobre boxeo, ya que en el se explican con todo detalle las diversas formas de bloqueo a golpes de boxeo, ello les ayudara a comprender mejor la técnica del bloqueo; por ahora nos concretaremos a ejercicios de marcaje con el compañero, a bloquear los golpes a que nos hemos venido refiriendo, parándolos con el puño cerrado o desviándolos con golpes de tajo hacia afuera y hacia abajo; este entrenamiento debe hacerse de común acuerdo, sobre las bases de únicamente marcar los golpes sin hacer impacto, ya que ello redundaría en lesionarse mutuamente, y lo que tratamos es aprender; por lo tanto, practíquese con máximo cuidado, sobre todo los primeros días.

Al soltar el golpe apunte al lugar donde desee
hacer el blanco y vigile que llegue exactamente a
él.

Esto es el objetivo de la intensa práctica a que
deberán someterse.

Golpe de tajo con el pie

En este capitulo presentare otro interesante
recurso de Judo: usar el pie como un tajo, para
derribar, protegerse o atacar.

En la gráfica, aparece ilustrado el lugar exacto
del pie que se usa para aplicar el tajo,
presentando su forma de entrenamiento.

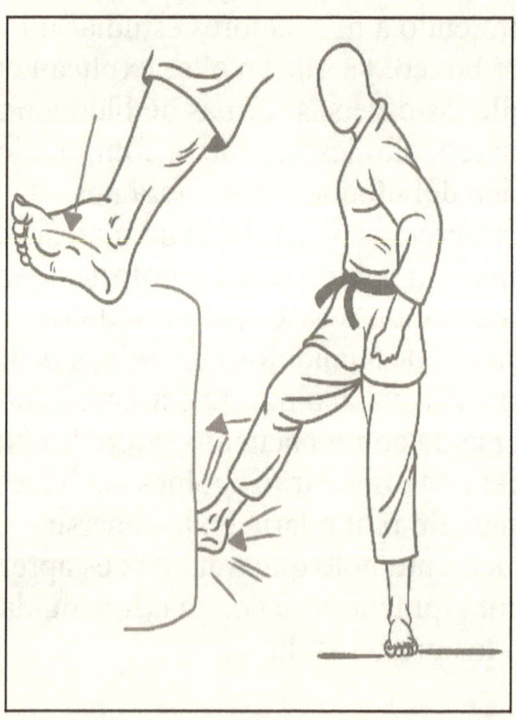

A fin de lograr absoluto dominio sobre este recurso, precisamos de una larga practica similar a la que se usa para entrenar el tajo con la mano.

Por lo tanto, el aspirante deberá resignarse a trabajar por espacio de un año como mínimo para lograr aprender la exacta aplicación del tajo con el pie.

Lo primero será tratar de endurecer pie y tobillo, haciendo el ejercicio siguiente: estando en posición de firmes, levante su cuerpo sobre las puntas de los pies, balanceándolo en ese lugar; haga este ejercicio un mínimo de cincuenta veces diarias.

Después practicaremos el golpe contra un costal como el que usan los boxeadores en sus entrenamientos, dando los primeros golpes calzados con zapatos tenis, a fin de ir preparando y acostumbrando el pie a los impactos.

Cuando se sienta fuerte en este aspecto, entonces el entrenamiento será con el pie descalzo; la forma correcta de aplicar este golpe es, a la vez que rápido, certero, contundente y continuado de un recio empujón, en el que se llevara todo el peso del cuerpo para mover el costal de práctica, de modo que cuando éste se aplique contra el compañero, se le derribe fácilmente sea cual fuere su peso o talla.

Tal como indico en la gráfica, debe golpearse el costal con un pie y conservando el equilibrio, alternando los golpes hasta dominar simultáneamente el golpe de tajo y control del equilibrio.

Disminuya o aumente la altura del costal, a fin
de practicar los golpes a diferentes alturas,
soltando el impacto desde diversos ángulos,
siempre con gran rapidez, regresando
inmediatamente el pie a su lugar.

Repito, el golpe debe ser muy rápido, seco y
fuerte, seguido de un empujón, cuidando de
guardar el equilibrio, regresando el pie
velozmente a su lugar de salida; todo esto en
fracción de segundos.

Hago especial hincapié en el hecho de guardar a
toda costa el equilibrio, ya que de nada sirve un
buen golpe si se pierde, aunque sea
momentáneamente, el balance de plomada que
precisamos conservar durante las escaramuzas;
ensaye cientos de veces lo anterior, vigile que
sus ojos no indiquen al contrario sus intenciones;
la practica le enseñara a conocer antes de la
ejecución, el movimiento que planea el
contrario, ello se adivina en la mirada, en la
forma de colocarse frente a uno, por ello,
recomiendo estudiar con mucho detenimiento
estos pequeños, a la vez grandes detalles, que
son la base del éxito en el Karate.

El dominio del golpe de tajo con el pie, es de
importancia capital, como se verá más adelante,
cuando nos adentremos en lances que precisan
de la utilización de este recurso; por lo tanto, es
necesario aprenderlo concienzudamente.

Golpe de Karate con las puntas de los dedos de la mano

Un gran recurso de este deporte, es usar las puntas de los dedos de las manos para dar un golpe agudo y localizado sobre un punto vulnerable.

Estudie detenidamente la gráfica, en la que aparece una mano entrenando sobre un Makiwara y contra un costal; dicho entrenamiento puede hacerse indistintamente contra una u otra cosa, lo interesante es hacerlo bien.

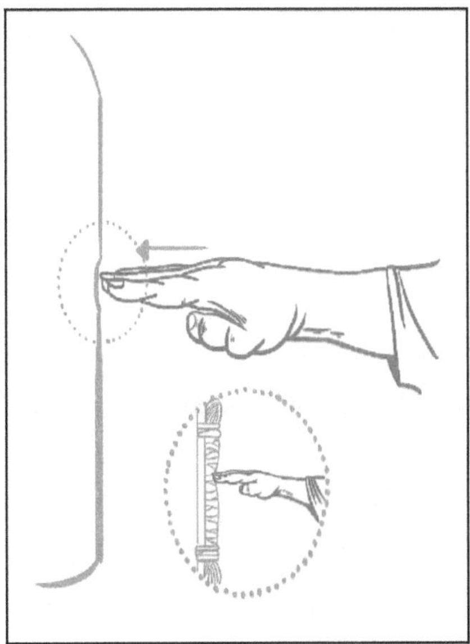

Los clásicos aconsejan hacer los entrenamientos iniciales pegando con las puntas de los dedos en un recipiente con lentejas, aserrín, etc.

Las cuales se desplazarán a los lados permitiendo deslizar la mano entre ellas.

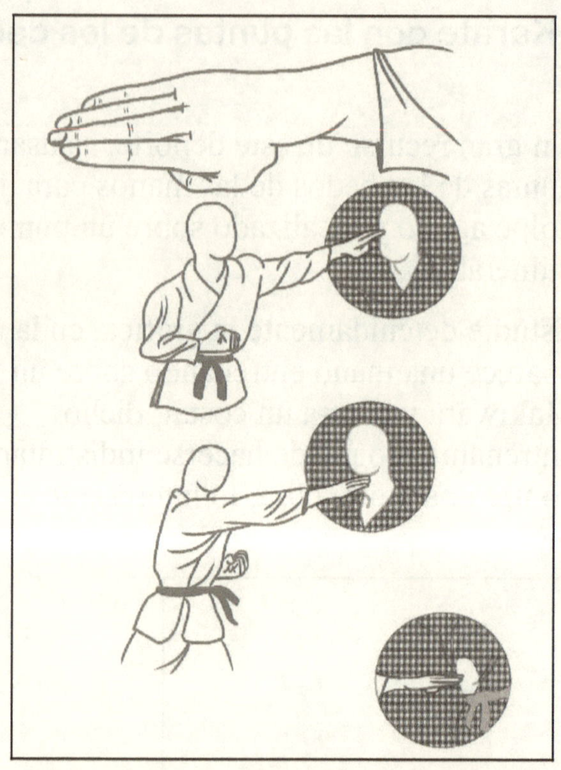

Recomiendo dicha práctica contra el costal, primero con poca fuerza, apenas tocándolo, aumentando tal golpe en fuerza conforme sus dedos vayan endureciéndose y soportando los impactos; cuando su mano se haya curtido en los golpes notará que sus dedos son más fuertes y resistentes y sus golpes cada vez más certeros.

En ese momento empezaremos a buscar puntería, dirigiendo los golpes con exactitud de topógrafo, a los puntos donde deberán hacer blanco; tales puntos aparecen ilustrados en la gráfica siguiente.

Como podrán observar, se trata de los ojos, la nuez de la garganta, el cuello en general, así como partes blandas del abdomen.

Este espadazo es brutal cuando se ejecuta bien; sus resultados, según el lugar donde haga blanco, son contundentes.

Por lo tanto, recomiendo prudencia para su entrenamiento, debiendo ser su práctica contra un compañero, celosamente vigilada para evitar lesiones.

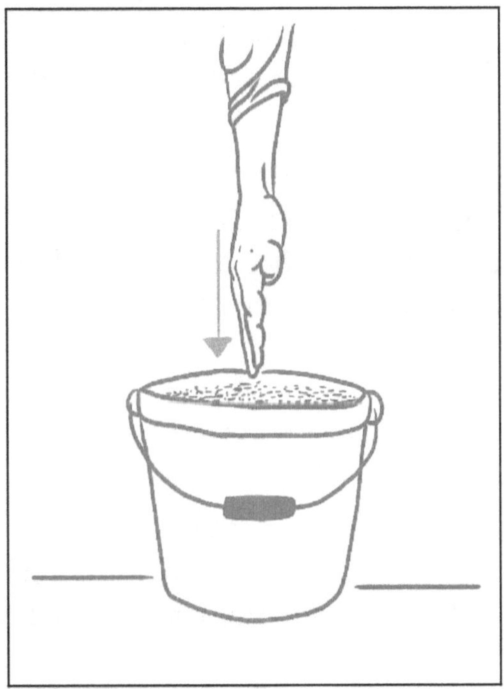

Resumiendo, la práctica de este golpe deberá hacerse exactamente igual que la que señalé para el aprendizaje del golpe de tirabuzón con el puño cerrado, pues en este caso no hay posibilidad de lastimarse la mano, aunque el espadazo si auspicia posibles lesiones a los dedos, que pueden ser desde una simple torcedura hasta la fractura; por lo anterior, insisto en llevar la cosa con calma endureciendo previamente la mano con ejercicios de preparación de la mano y después llevar poco a poco el entrenamiento contra algo duro.

El lograr ejecutar este golpe lleva mucho tiempo, cuando menos un año, de ahí que el lector deberá hacer acopio de mucha paciencia y trabajar pausadamente, pero sin descanso, endurecer sus manos, dedos y muñecas, para poder contar en su repertorio de golpes este eficaz conocimiento.

Cuando el golpe descrito se dirija a los ojos del contrario, los dedos deberán abrirse en V, dos para cada lado, meñique y anular juntos hacia un lado, y el de en medio con el índice hacia el lado contrario, formando una letra V.

Hay que cuidar este golpe, ya que sus resultados por si solos acreditan su peligrosidad.

La figura siguiente, nos muestra un extraño método de entrenamiento, que consiste en utilizar un recipiente lleno de lentejas, donde se clava la mano como un cuchillo; esto sirve para endurecer los dedos, preparándolos para ser usados en este singular recurso de Karate.

Golpe de Karate con el Talón

Presento a mis lectores otro recurso de Karate, que consiste en emplear el talón; para ello también se hace necesario endurecer dicha parte del pie preparándola para propinar recios golpes.

En la grafica presento la forma de entrenar este golpe, el cual se puede hacer contra el Makiwara de que tanto hemos venido hablando, o bien usar el costal de entrenamiento de boxeador; uno y otro ayudaran al lector a lograr punch, darle reciedumbre y dureza a su talón para que soporte estoicamente los impactos y lo pueda utilizar posteriormente como arma.

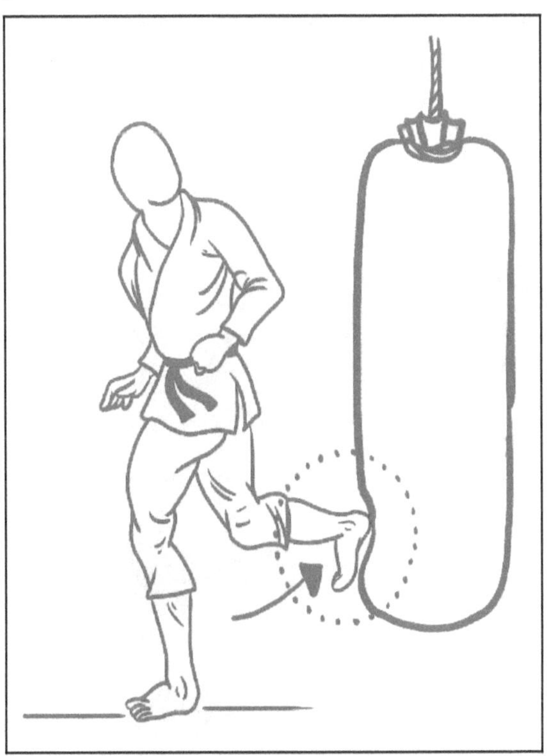

Este golpe se da con fuerza, cargando con él
todo el peso del cuerpo; se ejecuta rápidamente,
buscando puntería sin perder el equilibrio, ni
salirse de balance, recogiendo la pierna de
inmediato para llevarla a su lugar de salida, todo
lo cual debe hacerse en fracción de segundo.

La trayectoria del golpe debe ser diagonal,
estudiada, elegante, sin confundirla con una
parada vulgar, sino como una estocada
perfectamente calculada que llevará, como
anteriormente anoté, gran fuerza en su impacto y
certera puntería; por lo tanto, empezaremos
desde este momento su práctica hasta lograr un
perfecto dominio de este golpe.

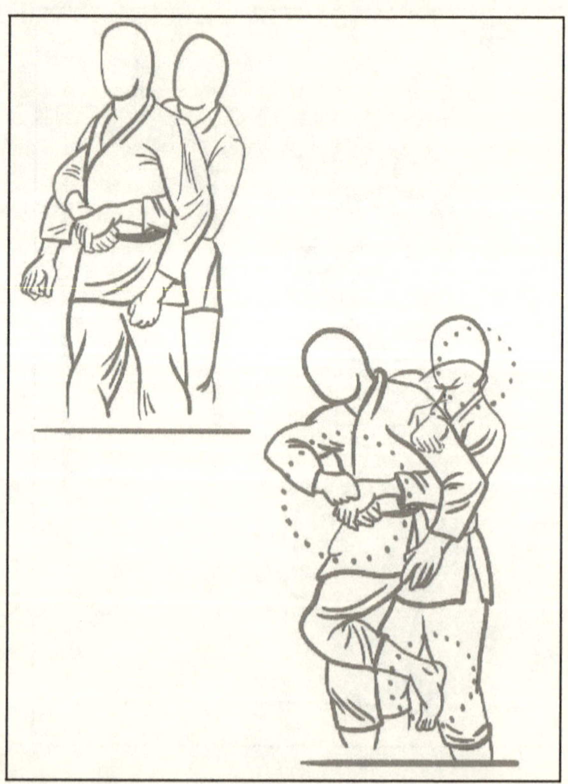

Estimado lector, sea usted su propio y más exigente juez, vigilando acuciosamente sus movimientos, primero ante un espejo, después en ejercicio de sombra, y por último, golpeando rudamente el costal; si considera que ya está cien por ciento aprendido, este golpe, entonces podremos pasar de capítulo, no antes, pues sería perjudicial.

Recordemos que ejecutar un golpe de Karate mal hecho o mal aprendido, es tanto como no conocerlo.

Ahora pasaremos a utilizar en forma práctica el conocimiento anterior, utilizándolo como medio para lograr salir del agarre, con el que se ilustra la gráfica, en la que, como el lector puede apreciar, sirve de ábrete sésamo para soltarse del agarre.

Estudiemos detenidamente los dibujos de la citada gráfica y trasladémonos al colchón de entrenamiento a practicar la contra del agarre y su salida, aprovechando dos golpes de Karate propinados con el talón sobre la rodilla del atacante, con los cuales lo haremos aflojar la presión de sus brazos, momento que utilizaremos para por medio de una torsión de cintura, primero al frente, después bruscamente a un lado, soltarnos o semi soltarnos lo suficiente para con el codo golpear rudamente el maximizar inferior del atacante, con lo que podremos salir fácilmente de su abrazo.

Golpe de Karate con las coyunturas de los dedos

Posee el Karate un recurso poco conocido, pero como todos los de este deporte, extraordinario en sus resultados.

Se trata de un golpe que se da con el filo de las falanges, con el puño semicerrado, como se indica en la grafica próxima, en la que aparece dibujada la forma de utilizar esta parte de la mano para propinar agudos golpes concentrados en puntos neurálgicamente débiles.

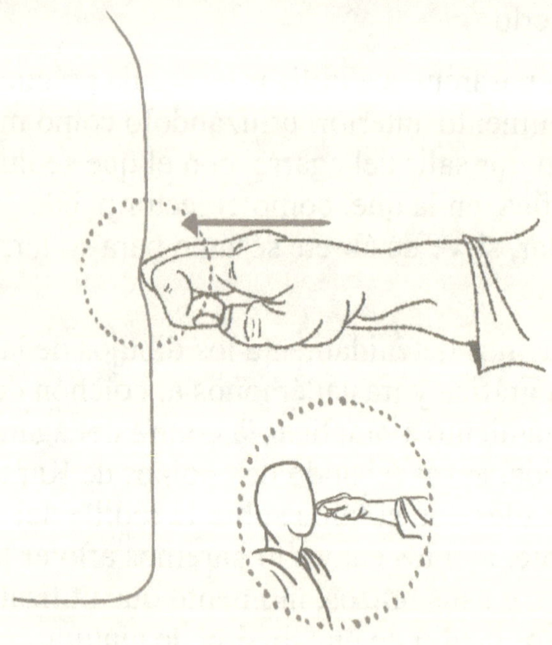

Pues bien, este golpe, por lo poco común que es en sí, precisa aún más de un adecuado estudio si desea obtener de él los rendimientos para los cuales fueron pensados.

Su entrenamiento precisa de los mismos lineamientos recomendados para los golpes que anteceden, es decir, que su práctica debe hacerse contra el Makiwara o bien contra el costal de entrenamiento, que es precisamente lo que recomiendo.

Para comenzar, debe aprenderse a presentar la mano poniéndola fuertemente armada, con los dedos doblados, presentando los nudillos de las falanges al frente; el dedo pulgar irá doblado sobre las uñas de los dedos, asegurando su adecuada postura; el golpe se da en forma recta, siguiendo una forma parecida a la que en el boxeo se llama jab o cruzado derecho; su objetivo principal es estrellarse contra la base de la nariz, o contra los dientes; sus impactos son fulminantes, pues destrozan.

Su entrenamiento debe ir siempre en aumento, forzando a soportar cada vez impactos mayores, conforme note que su mano va endureciéndose y aguantando este tren dc entrenamiento.

No es este un golpe contundentemente demoledor como el del puño cerrado, se usa para acosar puntos débiles.

Como hay que aprenderlo bien, recomiendo su práctica primero como es costumbre hacerlo, frente a un espejo, después con ejercicios de sombra, buscando soltura, colocación y estilo, y por último, recomiendo entrenar golpeando para adquirir punch a este respecto; debo aclarar que el punch es un don de la naturaleza con el cual algunas personas nacen, pero susceptible de lograrse mediante constantes golpes contra el costal.

Ahora recomiendo a mis lectores trasladarse a su lugar de entrenamiento y llevar a la practica el entrenamiento de este golpe, hasta lograr tenerlo bien ejecutado y perfectamente asimilado a su acervo de conocimientos nuevos sobre nuestro deporte.

Dadme una palanca y un punto de apoyo y moveré el mundo

Levantarte desayunar estudiar o ir a trabajar regresar y al gimnasio hacer presas, sentadillas, trabajo de bíceps; de seguro repite esto todos los días, o sea, a entrenar ¿no?, pero qué pensarías si te digo que el motivo por el cual fueron diseñados los gimnasios es algo completamente diferente a lo que es hoy en día.

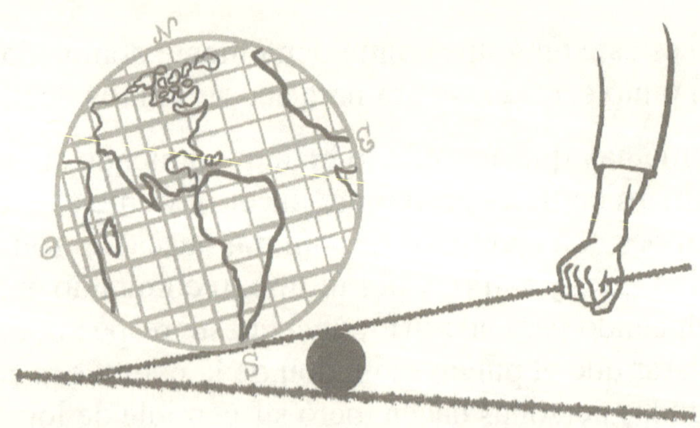

Para expresar mejor este concepto vamos a desglosar la palabra gimnasio.

De la palabra griega gymnasium significa lugar donde ir desnudo.

La palabra se podría decir que es un templo donde las personas liberan o encuentran su alma para poder crecer.

La palabra gimnasio de la antigua Grecia y describir un lugar de deporte, artes y ciencia en la antigua por muy humilde, que pueda contribuir para cultivar su físico comparte de educación de los jóvenes además en estos complejos en la que se incluyen materias para ejercitar tanto el cuerpo como también hay enseñanza de música gramática, filosofía y pintura.

Muchos gimnasios tenían biblioteca de hecho suelen está rodeado de grandes jardines donde los discípulos escuchaban a echarla maestros filósofos.

Pero el gimnasio era mucho más que un lugar para hacer deporte era también un lugar de encuentro para poder conversar qué es espiritualmente y sobre todo hacerse más sabio obtener mucho conocimiento, quizás por este término de la Grecia antigua; los niños y muchachos, seguían una filosofía y cuidaban mucho de su cuerpo.

Procurando una valiosa ayuda a la formación intelectual como lo ya no son hoy en día.

Era una parte muy importante en la vida cotidiana, ya que las personas buscaban la reflexión no solo haciendo ejercicios si no también leyendo, estudiando, componiendo, observando.

Obviamente son otros tiempos y esto ha cambiado mucho…

La mayoría los atletas en el gimnasio solo dependen de él como espacio físico y las máquinas que lo conforman, además es solo limitarse a seguir instrucciones llevándose un poco de aprendizaje y herramientas para construir como personas su físico.

Se ha creado una división donde los musculosos critican a los intelectuales y los intelectuales a los musculosos; cuando la historia demuestra que era tan capaz el que levanta pesas como el que hojea libros.

 Por ejemplo, músculo muy bien, pero si por ejemplo te das cuenta que lo revise te pueden ayudar para evitar lesiones al levantar una carga pesada, en tu vida cotidiana o proteger los coges incorrectos de fuerzas al hacer ejercicio, fuerza para desempeñarse mejor solo imagínate ahora en estos momentos que no te pasara ayuda un intelectual, o por ejemplo un libro que te indique que hacer apropiadamente.

¿Cómo sacarle provecho a tu cuerpo?

Sabes cómo sacarle provecho a ese lugar solo con su conocimiento actual si te fijas a través de la historia estas personas que iban a los gimnasios no iban solo por el espacio físico, sino por el conocimiento y la guía de los maestros.

Evolución; estoy como ya no escribimos en papiros los casos actuales no son centros de aprendizaje como a hoy en día es difícil imaginar gimnasios que albergue espacio para poetas, médicos, músicos, si la historia del gimnasio comenzó así esto como te imaginarias el futuro de los gimnasios…

Debido a cuarentenas o creencias de las personas, hoy en día los gimnasios han quedado cerrados indefinidamente, no sabemos si serán los mismos…

Quizás gracias a hologramas de entrada que no tienen la forma como necesitan las máquinas que ya conocemos serán para seguir en evolucionar y las aplicaciones triplicarán su número.

¿De qué forma te imaginas entonces el futuro?

Dentro de casa todos quieren poner un gimnasio, y piensan que deben comprar maquinas, tapetes, etc.…

Cuando realmente un Gimnasio es tanto un lugar deportivo, como ese sitio que tomas para platicar, leer, escribir, etc. Si te preguntas como es un Gimnasio real solo basta con entender que se ejercita tanto el que solo compone música, o dibuja, como el que levanta varios kilos, por tanto, no es imposible poner un Dojo, Templo, o menos un Gimnasio en casa.

Nuestra parte querido lector, será que haremos qué el concepto del gimnasio real se mantenga vivo y no sea simplemente una utopía para trabajar en una cultura que no solo entre los músculos, sino que también a pensar en la forma como se mueve, sea con su cuerpo el conocimiento de gustos personales como ejercicio de la mente y está a tiempo de su proceso de complicidad expuesto por nosotros y si tú importante pasión sea para la máquina más importante; nuestro cuerpo el verdadero templo.

Aquel que dice, "no tengo tiempo para ir al Gimnasio" debería tener tiempo para observar alrededor…

Patada voladora (Autentica)

Presento a los lectores este excitante recurso de nuestro deporte que aparece ilustrado en el dibujo de la gráfica próxima.

Su realización requiere mucha agilidad, constante entrenamiento y felina rapidez.

En los encuentros puramente deportivos se usa para darle vistosidad y alegría a la escaramuza sobre todo algunas plenamente "irreales".

No siendo aconsejable usarlo como defenza personal o en peleas callejeras, ya que sus resultados podrían ser contraproducentes.

Para dominar la patada voladora verdadera, es preciso entrenar frente al costal, siguiendo las normas siguientes: Adelante ligeramente la pierna que va a golpear; dé un brinco, lo mas alto posible, aviente la patada con un brusco movimiento, que emanará precisamente desde las caderas; eche su cuerpo ligeramente hacia atrás, haga impacto en el blanco marcado y caiga de inmediato en guardia.

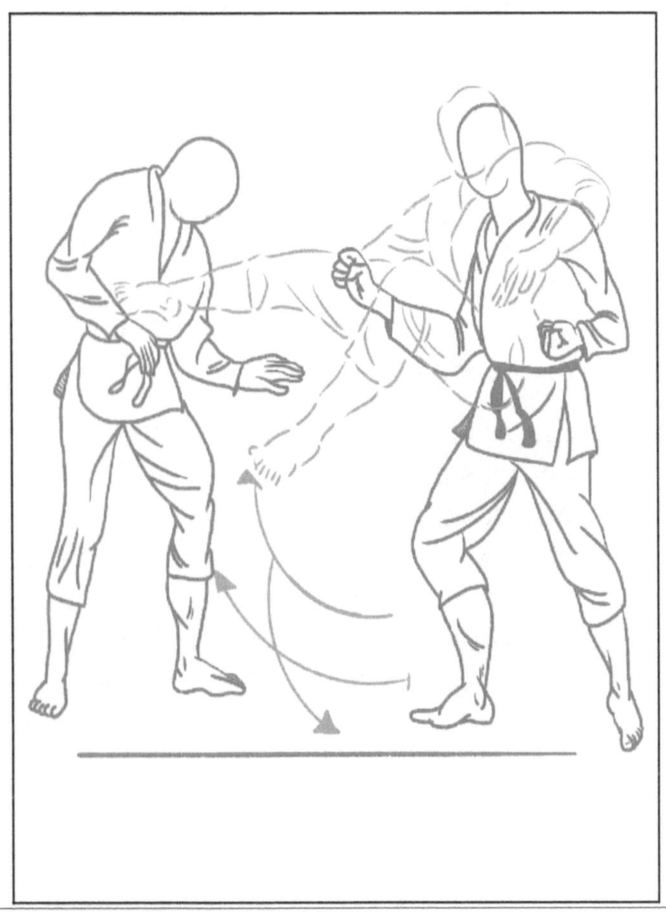

Sobra mencionar que se le puede llamar patada de canguro debido a que principalmente es dar un salto empujando la cintura, el pie o los pies hacia el objetivo, como una embestida.

Procurando caer parado en el lugar preciso que tenía al salir; amortigüé la caída con ligera flexión de rodilla al frente, muelleando dicha caída con los muslos, con lo cual controlará su equilibrio, haciendo que el balance siga guardando absoluto control.

Brincar alturas ayuda a lograr el dominio de este recurso que no es fácil de lograr, pues precisa, como todos los movimientos del Karate, de largos años de tedioso entrenamiento, pero vale la pena porque todo el sudor y tiempo que se quema en el gimnasio, se traduce en salud, bienestar físico y mental además de superación deportiva; por lo tanto, recomiendo a mis lectores iniciarse desde este momento en el aprendizaje de este conocimiento que tan útiles dividendos le rendirá.

Empecemos practicando frente al espejo, después pasaremos a entrenamientos de sombra, practicando solo, a fin de lograr el necesario estilo y rapidez; de ahí a entrenamientos de golpeo contra el costal, buscando puntería y precisión, y solamente cuando ya esté bien asimilado este recurso, nos iniciaremos en su práctica contra un compañero en escaramuzas de aprendizaje.

Como última recomendación, está la de llevar la boca bien cerrada. Así pues, trasladémonos de inmediato a nuestro gimnasio y empecemos la práctica referida.

LA TOTAL Y CORRECTA ASIMILACIÓN DE LOS LANCES DE LOS CAPÍTULOS QUE VIENEN A CONTINUACIÓN, PRECISAN DE MUCHA PACIENCIA.

Recordemos que:

"La paciencia es la madre de todas las ciencias".

Entrenamiento de golpes de karate

En la gráfica, aparecen ilustrados cuatro golpes de karate que se entrenan contra un costal de práctica de boxeo.

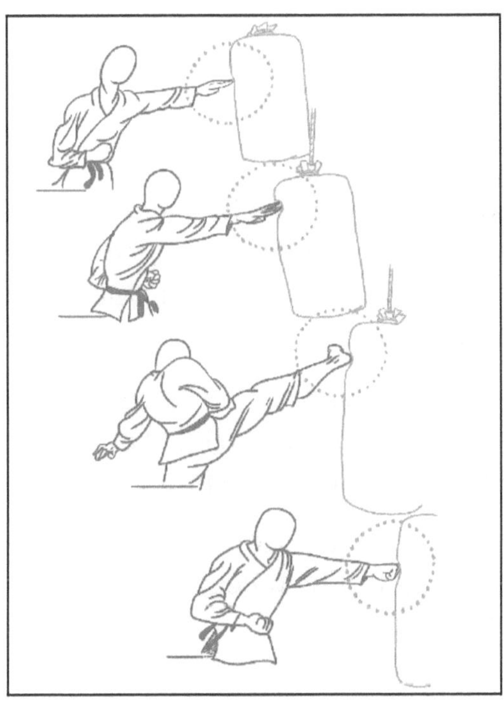

Los clásicos del karate hacen este entrenamiento contra un Makiwara, pero yo encuentro más ventajas en el costal, por eso lo recomiendo, aunque me aparte de los cánones tradicionales.

Las ventajas principales son: que el costal tiene volumen, peso, movilidad, forma humana, amén de que es un accesorio que fácilmente se puede adquirir en tiendas de artículos deportivos.

Pues bien, ya sea contra uno u otro accesorio, lo importante es entrenar con reciedumbre y constancia los conocimientos que en este pequeño tratado detallo.

Los primeros días de práctica de deberá golpear levemente, buscando soltura, puntería y asentamiento; conforme se vayan acostumbrando y endureciendo sus dedos, manos y pies, el golpeo se hará más recio, asentando más sólidamente sus impactos, cuidando de no lastimarse.

Algunos aspirantes, en su lógica voracidad inicial, se precipitan, obteniendo con ello fracturas, dislocaciones, etc.; por ello recomiendo al lector ir lentamente, pero sin pausa, endureciéndose poco a poco.

Recordemos que un experto en karate precisa de un mínimo de cinco años de constantes entrenamientos para madurarse.

Después de las anteriores recomendaciones, nos traslademos frente al costal e iniciaremos nuestras prácticas.

La figura superior muestra el golpe que se propina con las puntas de los dedos, el cual se dirige contra los puntos más vulnerables del contrario, como son los ojos y el plexo solar, de modo que el entrenamiento en el costal será contra dibujos de estos lugares que hayamos hecho en él para que nuestro entrenamiento sea dirigido precisamente a dichos puntos.

La segunda figura de arriba para abajo, lleva como indicación y blanco los ojos del contrario; el golpe se da con los dedos de en medio y anular abiertos en forma de "V".

Este golpe es definitivo por su tremenda rudeza, hay que practicarlo mucho para obtener soltura en la colocación de los dedos, los cuales, de un simple movimiento deberán quedar abiertos formando exactamente la letra "V", ayudados por el dedo meñique que se pegará al anular, por un lado, y por el otro el índice que fortalecerá al dedo central o de en medio; el golpe llevará la característica de una estocada, con el movimiento que se da en boxeo al golpe conocido como cruzado derecho, con dicho brazo, o jab con el brazo izquierdo.

Recomiendo cuidar mucho el estilo, a fin de que este golpe salga impecable, tener prudencia en su entrenamiento y practicar constantemente frente al espejo.

Ahora pasaremos a entrenar la patada que se ilustra en el siguiente dibujo de arriba hacia abajo. Aparece dibujada en la forma clásica deportiva de usar este recurso, el cual lleva como blanco el plexo solar del contrario, desde luego hay lugares más vulnerables, como son los testículos; entrene primero frente al espejo para aprender a quedar bien parado sobre una pierna; logrado este primer fundamental aspecto, pase a entrenar contra el costal; el golpe deberá llevar fuerza motriz, emanada desde las caderas.

No se trata de una patada común y corriente que se hace aventando el pie, nuestro movimiento de karate parte, como anteriormente anoto, de la cadera, pues eso es lo que da la fuerza a sus impactos; el golpe deberá ser como relámpago en su rapidez; tan pronto haga blanco, volverá a su lugar de salida.

Este lance debe ser sorpresivo, certero en su puntería y extraordinariamente rápido, debiendo llevar al estrellarse el 60% del peso de nuestro cuerpo para darle mayor contundencia al impacto.

Por último, estudiaremos el golpe que aparece reseñando en la figura inferior, el cual se propina con el puño cerrado, asentando los nudillos contra el costal; este golpe deberá hacer blanco en la cara o pecho del contrario, blancos que deberán estar pintados en el costal para lograr puntería durante los entrenamientos.

Este demoledor golpe sale de la posición de guardia, colocando el puño más o menos a la altura de la cintura, de ahí se dispara al frente torciendo el brazo, describiendo un movimiento de tirabuzón hacia adentro, de modo que cuando llegue a su destino, la palma de la mano apunte hacia abajo; los músculos del hombro deberán estar relajados; muñeca y antebrazo.

Repito, el puño, en su lugar de salida, apuntará la palma de la mano hacia arriba, durante la trayectoria hará el movimiento de tirabuzón, de modo que al llegar al blanco la palma de la mano apunte hacia abajo; con el impulso del golpe gire las caderas, cargando el 60% de su peso sobre su brazo; a fin de aumentar la potencia del puñetazo golpee con los nudillos del dedo índice y medio y regrese de inmediato a su posición original de salida.

Con las explicaciones anteriores inicie su práctica diaria, buscando cada vez golpear con mayor puntería, precisión y fuerza.

La constancia en el entrenamiento le dará el indispensable punch, siendo recomendable vendar manos y muñecas los primeros meses, para evitar dislocaciones; también es conveniente practicar este golpe frente al espejo, con objeto de corregir su posición, no olvidándose de hacer constantes entrenamientos de sombra a fin de obtener estilo, soltura, sentido del equilibrio, de la distancia y velocidad.

Bloqueos

Una fase muy importante, es aprender a bloquear golpes, desviándolos con golpes de antebrazo.

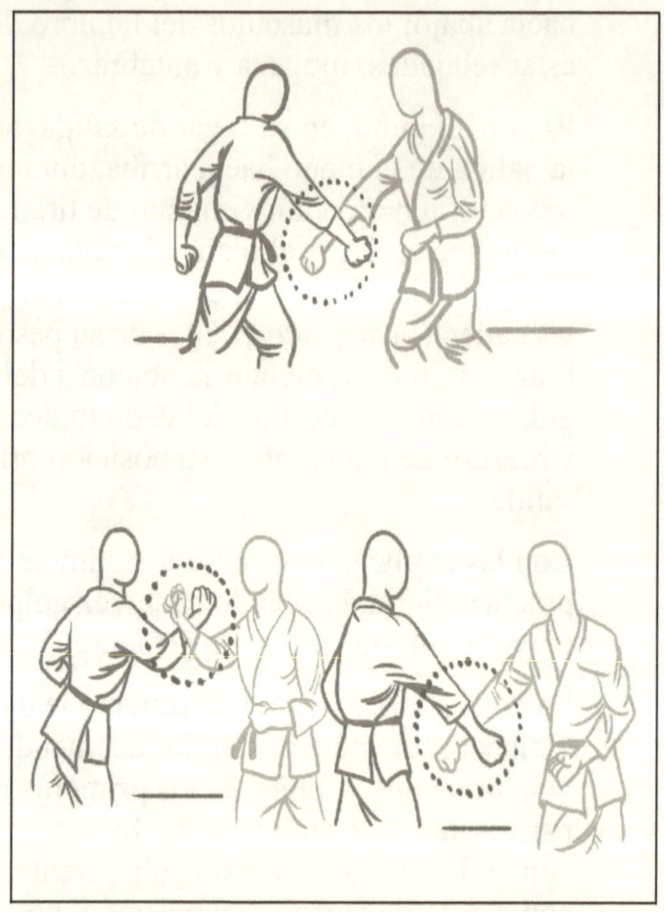

Estos recursos aparecen ilustrados en los dibujos de la gráfica, que estudiaremos con todo detenimiento en teoría, en la que se aprecia fácilmente su finalidad, que es desviar golpes directos al cuerpo, los cuales son bloqueados antes de que lleguen a su destino.

Este entrenamiento es bastante rudo, lastima los antebrazos las primeras ocasiones, pero su constante práctica logra endurecer los músculos haciendo perder un tanto la sensación dolorosa; desde luego que no convierte en Fakir al estudiante.

Pero le hace perder el miedo al dolor creando una rutina saludable que endurece músculos y mente en grado tal, que el dolor pasa casi desapercibido.

Pues bien, entrenemos primero frente al espejo los movimientos de bloqueo, a los cuales siempre seguirá un movimiento de desviación hacia afuera del golpe del contrario; cuando en el espejo le salgan bien estos bloqueos, pasaremos a entrenarlos en sombra, buscando realizar los movimientos con gran rapidez; de ahí pasaremos a practicar contra el costal, a fin de acostumbrar nuestros antebrazos a los impactos, y por último, el entrenamiento se hará formal, contra un compañero, las primeras veces llevando en forma predeterminada el o los bloqueos a realizar, marcando en movimientos de cámara lenta el exacto lugar de choque y la forma de usar la fuerza en forma lateral, para desviar el golpe amarrando, por decirlo así, al contrario con el bloqueo-empujón continuado, lo cual abre de inmediato un gran hueco en la guardia del atacante.

Cuando se haya encontrado el exacto lugar de bloqueo, iniciaremos la práctica aumentando la fuerza, la velocidad y los impactos.

Por último, realizaremos el entrenamiento con la rudeza necesaria para familiarizarnos plenamente con lo tosco de este hermoso deporte.

Es conveniente que en este tipo de entrenamiento se alternen compañeros de diferentes tallas, pesos, reflejos, etc., para que el fogueo sea más completo, ya que no resulta ventajoso utilizar siempre un mismo compañero, pues le tomaríamos la medida en unos cuantos entrenamientos, cayendo con ello en una rutina de reflejos iguales; además, el entrenamiento es aconsejable hacerlo sobre los más variados sitios: lugares planos, inclinados, escabrosos, resbaladizos, mojados, etc., para acostumbrar a nuestros reflejos a reaccionar vivamente sobre cualquier terreno y contra cualquier contrincante.

Con las recomendaciones anteriores, continúe sus entrenamientos.

Colocación y movimientos técnicos de karate

Uno de los elementos fundamentales de cualquier deporte, es poder caminar moviéndose inteligentemente; en el nuestro el desplazarse adecuadamente es básico, por lo tanto, este capítulo estará dedicado a estudiar la forma ideal de colocación y movimientos tendientes a lograr un depurado estilo deportivo que facilite el substancial desarrollo de los lances, golpes, bloqueos, etc., que precisa conocer y dominar a la perfección un ejecutante de karate.

En la gráfica, aparece ilustrada la figura de uno de los aspectos primarios, que es estar bien parado, firmemente apoyado sobre las plantas de los pies, trabajando en una posición equilibrada, con el resorte de los músculos listo a funcionar.

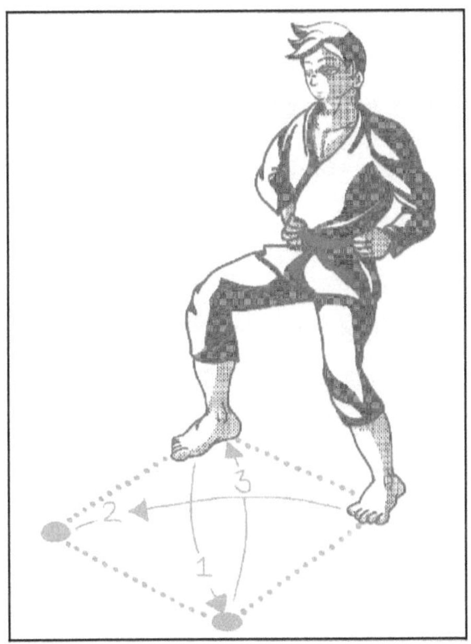

Al conseguir lo anterior, iniciaremos su aprendizaje frente a un espejo, moviéndonos lentamente, cambiando la posición de los pies según indico con los números y flechas; la distancia que debe haber entre una pierna y otra, fluctuará de acuerdo a su estatura, pero será de aproximadamente sesenta centímetros, no debiendo juntarse nunca, ya que esto haría perder el balance y tropezarse; los músculos irán ligeramente contraídos para tener resorte; los movimientos serán armónicos, coordinados, lentos los primeros días, buscando encontrar exactamente la justa posición.

Logrado esto, trataremos que los movimientos sean cada vez más rápidos, que no entrañen esfuerzos que se vuelvan normales dentro de su forma de caminar, siendo este último punto muy importante, ya que sus desplazamientos deberán hacerse con la facilidad de un reflejo, sin que sea necesario pensar para ejecutarlo.

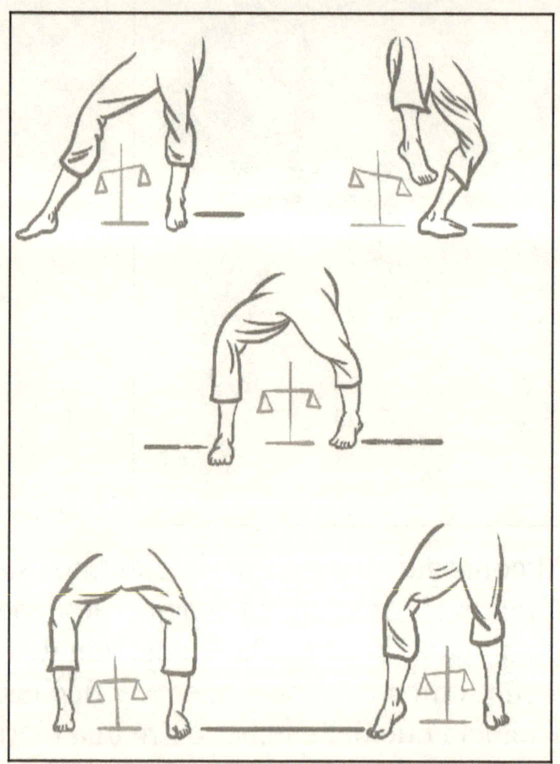

Cuando lo anterior se haya logrado, pasaremos a estudiar las figuras que ilustran la gráfica, en las cuales aparecen algunos de los movimientos tácticos del Karate, tendientes a acercarse al blanco, retirarse, buscar apoyo para un golpe, etc.

En todos esos movimientos lo vital es desplazarse transfiriendo el peso de su cuerpo de una pierna a la otra, sin alterar el balance que debe guardar su equilibrio; la práctica de estos movimientos debe hacerse no solamente sobre un terreno parejo y duro, sino que se debe practicar sobre cualquier tipo de terreno, no importando su forma, desigual, cortada, inclinada, accidentada, lodosa, polvorienta, etc., ya que en el futuro no sabemos en qué condiciones o sobre qué tipo de terreno tendrá el lector que defenderse con sus conocimientos de Karate; por ello, debemos aprender a desplazarnos inteligentemente en cualquier lugar.

Después de trabajar frente al espejo, cuando ya sus movimientos se vean normales y los reflejos rápidos, ensayaremos entrenamientos de sombra.

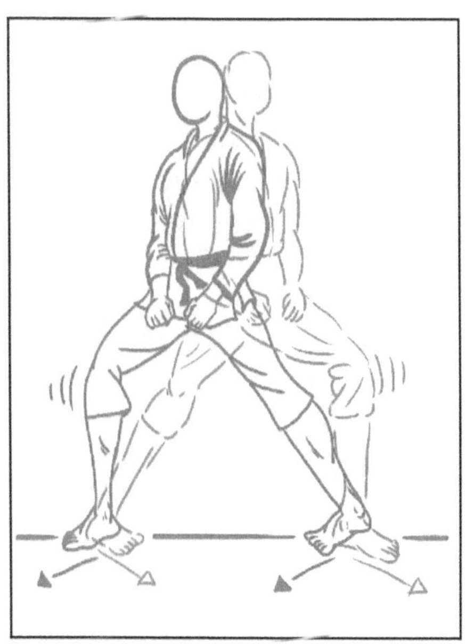

Partiendo de la posición de salida, inicie su práctica de posición adelantada al frente, lo cual se hace adelantando su pierna izquierda hacia una distancia de aproximadamente un metro, cargando sobre la misma mitad de su propio peso; los dedos del pie adelantado, apuntarán un tanto hacia adentro, lo cual da estabilidad, su pierna derecha llevará los músculos contraídos, estará presta para desplazarse también hacia el frente si fuere necesario; mantenga su equilibrio perfectamente distribuido, el movimiento de la pierna al frente deberá emanar de sus caderas, con firmeza, rapidez y decisión; no arrastre la pierna, aviéntela con gran velocidad, pues en ello radica la diferencia de movimientos que tiene nuestro deporte.

Su cuerpo quedará; ligeramente atrás para no presentar blanco.

Cuando haya aprendido bien los movimientos hacia el frente, practiquemos el movimiento hacia atrás, que es exactamente igual en cuanto a estudio, con la diferencia que éste se hace también con movimientos de cadera, pero hacia atrás.

Practiquemos este desplazamiento tantas veces como sea necesario frente al espejo, para que el mismo nos sirva de juez y nos critique dichos movimientos si salen o no correctos.

Recordemos una vez más que los desplazamientos de las piernas se hacen con movimientos rápidos que emanan desde las caderas, que los dedos de los pies deberán apuntar hacia adentro para mayor apoyo.

Por último, estudiaremos el cambio de dirección o pivoteo.

Este es en sí un movimiento de flanco derecho o de flanco izquierdo, que consiste en adelantar o atrasar una pierna, haciendo sobre ese pie un giro rápido que nos permita cambiar inmediatamente de posición lateral, redondeando esta práctica con movimientos de torsión de cintura, tendientes a facilitar dichos movimientos.

Practique hacer los giros resbalando los pies sobre el suelo como en los entrenamientos de marchas militares, que obligan a cambiar la dirección de los flancos, ya sea con ejercicios de media vuelta o flanqueos; con lo anterior tendremos aprendidos los movimientos hacia el frente, hacia atrás, de pivote o cambio de dirección hacia la derecha y hacia la izquierda, así como los giros de torsión de cintura de la parte superior del cuerpo de caderas arriba.

Con esto doy por terminado el presente capítulo, no sin antes recomendar su exhaustiva práctica hasta lograr extraordinaria rapidez, gran coordinación, absoluto sentido del equilibrio, control muscular y resorte.

Después de asimilar ciento por ciento lo anterior, lo cual nos da una sólida base, quedamos en situación de pasar a otro capítulo para adentrarnos en los secretos de este apasionante deporte.

La guardia

Se identifica con el nombre de guardia a la posición o posiciones que colocan al ejecutante en una situación adecuada, que facilita el libre desplazamiento de su cuerpo hacia colocaciones defensivas, al mismo tiempo que hacen expedito el camino hacia un ataque; este ataque es de gran importancia en deportes como el boxeo, el judo, la lucha, etc., y en nuestro Karate no podía ser menos, por lo que vamos a estudiar cuidadosamente las posiciones de guardia más usuales, con objeto de adoptar aquéllas que más acomoden al lector, atendiendo a su idiosincrasia y a las características especiales de su físico.

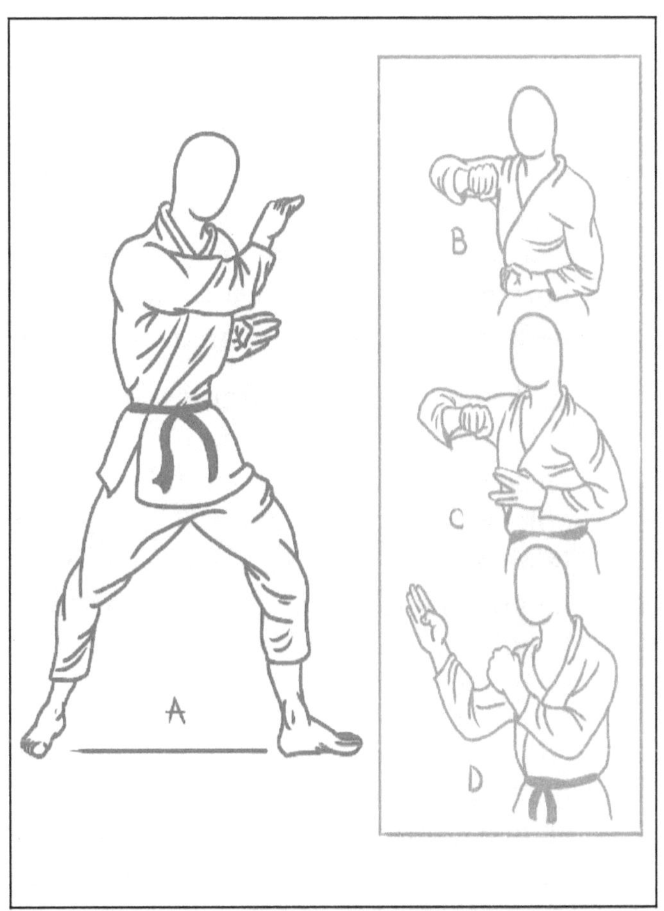

Entrando en materia comenzaremos por observar detenidamente las ilustraciones de las gráficas siguientes, donde aparecen dibujadas nueve posibles posiciones de guardia; éstas se adaptan a la casi totalidad de las necesidades de guardias deportivas y para contingencias de encuentros callejeros.

El primer aspecto a cuidar es la colocación de los pies, los cuales se hallarán separados uno del otro aproximadamente cincuenta centímetros o más, de acuerdo con la estatura; el peso estará repartido equilibradamente en ambas piernas, el desplazamiento de los pies se hará siguiendo las normas usuales de la esgrima y el pugilismo, para evitar tropezar o enredarse con ellos.

El desplazamiento al frente, atrás y a los lados debe ser fluido (esto lo traté con toda amplitud en su correspondiente capítulo), los brazos se colocarán en posición defensiva llevando armada la mano con el golpe que se planee dar, desde luego sin telegrafiar al contrario su intención con la colocación de sus manos.

En los encuentros deportivos, el contrario, con simplemente ver la forma que adoptan sus manos, ya puede imaginar y prever el posible ataque, pero en encuentros callejeros con profanos en la materia, el lector llevará considerable ventaja, pues el desconocimiento de nuestras técnicas de combate le hará imprevisible la forma de ataque que le dispararemos y, lógicamente, no tendrá elementos de adecuada defensa contra nuestras armas.

La figura marcada con la letra "A", muestra una postura de guardia armada con tajo; esta posición es ideal para prevenir un ataque a mano armada. La posición marcada con la letra "B" está diseñada para bloquear un golpe en forma diagonal contra la cabeza, con algún objeto contundente.

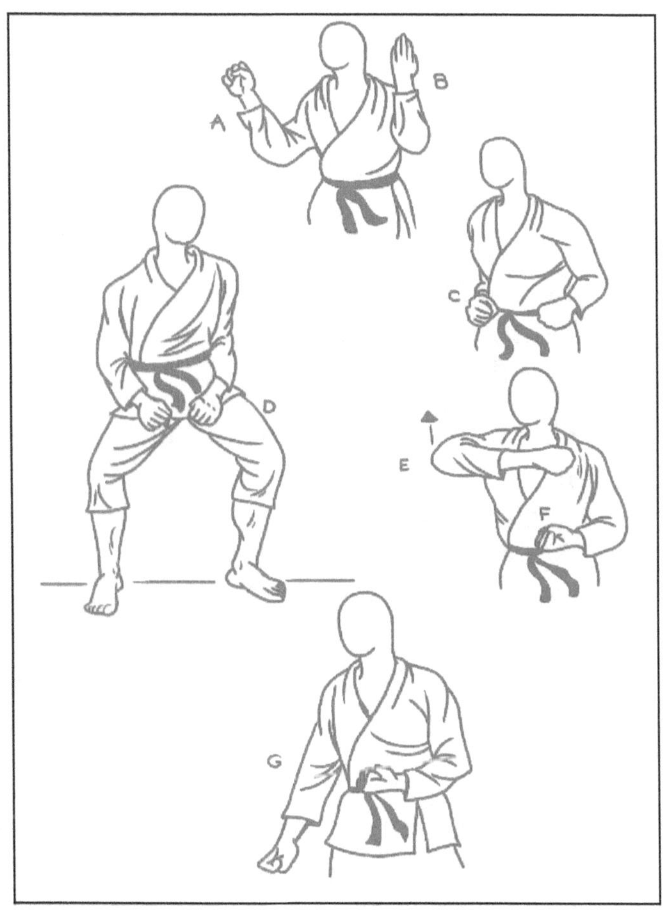

La guardia de la letra "C" es más o menos igual que la anterior, pero lleva armada la mano izquierda con los dedos en forma de V listos para contraatacar.

La guardia que aparece ilustrada en la figura de la letra "D", es una posición común, que permite el inmediato ataque con la mano abierta, con las puntas de los dedos; estas guardias son bastantes prácticas, generalmente se emplean en escaramuzas tipo deportivo.

Ahora pasaremos a estudiar la guardia de la misma gráfica, comenzando por el dibujo de la letra "E", en el que se muestra la forma de colocarse en posición normal, aunque en actitud defensiva, con los músculos de los muslos contraídos, con el resorte listo a funcionar, los brazos dispuestos a inmediata acción; esta actitud no impone, sin embargo, es básica en este deporte.

Entremos al estudio de la figura marcada con la letra "F", la cual está adoptando una actitud defensiva con las manos armadas con el tajo. La figura ilustra con la letra "G", es más o menos igual a la anterior, variando únicamente en la presentación de las manos, que en ocasión se presentan con el puño firme mente cerrado y, consecuentemente, el ataque será con otro tipo de golpeo.

Pasemos ahora a analizar la guardia de la figura marcada con la letra "H"; en esta posición es el codo el que aparece en actitud de amenaza, con el puño contrario listo para golpear con los nudillos; y por último, tenemos la figura de la posición ilustrada con la letra "J", en la que aparecen los puños cerrados, amartillado uno y el otro en posición especulativa, pero listos para ser disparados; estas guardias se usan lo mismo en guardia natural derecha que en guardia contraria o zurda, atendiendo a la disposición natural del lector.

Dichas guardias son, como anteriormente anoté, fundamentalmente defensivas atendiendo al posible ataque que precisan parar, siendo su segundo aspecto el de tender una trampa al contrario engolosinándolo al ofrecer, aparentemente, un blanco fácil de un punto vital de nuestro cuerpo, el cual conoceremos de antemano para que cuando se lance contra nosotros, lo hagamos caer en un golpe de counter, como se diría en el boxeo, es decir, golpearlo recibiéndolo, con lo que se verá aumentada la potencia de nuestro golpe.

Una vez bosquejadas las posiciones de guardia anteriores, nos trasladaremos frente a un espejo a iniciar nuestro aprendizaje y tomaremos aquéllas que nos satisfagan plenamente, desechando las que no encajen con su tipo.

Después de ejecutarlas bien frente al espejo, las practicaremos intensamente en sombra, buscando convertirlas en reflejos naturales.

Por último, las llevaremos a la práctica formal en escaramuzas con un compañero enfrente, buscando pulirlas haciéndolas cada ocasión más perfecta en su funcionamiento y rendimientos, combinándolas tanto como sea necesario.

La práctica es la que más inteligentemente aconsejará al lector cuál o cuáles son las guardias ideales.

Desde luego que las primeras escaramuzas serán únicamente "marcando" el golpe sin hacer impactos. Y en estos entrenamientos de marcaje, afinaremos lo anteriormente aprendido en teoría.

Busque cambiar de compañeros de entrenamiento para aumentar su foqueo al máximo.

Tácticas de combate

Ahora enseñare al lector un extraordinario secreto de tipo psicológico, que además proporciona gran soltura física; me refiero a un fuerte y gutural grito que se da de improvisto al atacar y que trae como lógica consecuencias un desconcierto en el contrincante; si éste es profano en la materia, su desconcierto será aún mayor, ya que normalmente, cualquier persona que oye un fuerte grito, se sale de sus casillas si este giro es proferido precisamente en un momento en que sus nervios están en tensión: El resultado será un desajuste total en fracciones de segundo, las cuales deberán aprovecharse inteligentemente para atacar por el hueco que deje abierto.

Es necesario tener bien ensayado este grito para que produzca el efecto deseado, por lo tanto, también debe ser motivo de especial entrenamiento.

Además, al emitir dicho grito se sincronizará el ataque inmediato, a fin de aprovechar al máximo la confusión que como anteriormente dije se crea en la mente del contrario; no deberá el lector subestimar esta genial táctica de combate, ya que sus rendimientos son fabulosos, pues además de la confusión descrita, el grito trae aparejado un aspecto físico muy importante, que aumenta la fuerza de nuestros golpes, toda vez que al gritar golpeando simultáneamente, estamos dejando escapara el aire de nuestros pulmones, el cual al ser contenido en el pre ataque, nos da mayor vigor al golpear.

Esto es fácil de comprobar: Si observamos los movimientos de los atletas especialistas en levantamiento de pesas, veremos que cuando llenan sus pulmones dan el jalón hacia arriba de las pesas, siendo esa profunda inspiración de oxigeno la que les proporciona la ayuda necesaria para el esfuerzo a realizar; pasado éste, se suelta el aire.

Ahora bien, el grito más usualmente usado, es parecido al que emplean los arrieros para parar a sus caballerías y que es un sonido que se asemeja al "Yan", de modo que, a partir de hoy, mis lectores deberán usar este novedoso recurso al entrenar; cuando se practiquen los golpes, al hacer impacto emita su grito de combate para ir adaptándose poco a poco a su uso y lograr cada vez mayor estridencia.

Sincronicemos en nuestros entrenamientos de tajo el grito y la respiración, para dar mayor fuerza al golpe; lo anterior no es fácil de lograr, pues se precisa de mucho entrenamiento, conjugado los aspectos mencionados, que son: La respiración contenida, el golpe y el grito todo al unísono; compare sus impactos antes y después de adquirido este conocimiento y siga entrenando intensamente hasta lograr la perfección.

Se puede cambiar el grito por un fuerte silbido, que aturda el tímpano del rival, y llame la atención en caso de calle; aunque es más difícil de practicar.

Para neutralizar los brazos del oponente

En la gráfica, aparece dibujado un recurso muy sencillo para neutralizar los brazos del contrincante; estudiemos con todo detalle el citado dibujo y trasladémonos a nuestro colchón de entrenamiento a practicarlo exhaustivamente.

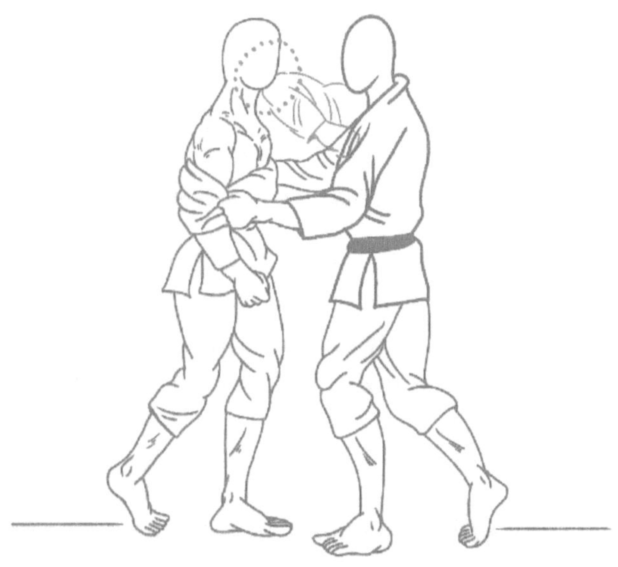

Se remata con un violento golpe de karate con el codo, sobre la oreja del contrario. Este lance se emplea contra un oponente vestido, pero con el saco o chamarra desabrochado consiste, como indica el dibujo, en aprisionar por sorpresa sus brazos atándolos, por decirlo así, con el mismo saco, el cual semi quitaremos a una altura de aproximadamente diez centímetros más debajo de sus hombros, deteniendo sólidamente la ropa para evitar que se la coloque de nuevo, con lo cual perdería efecto el lance.

Para evitar esto, sincronice los movimientos de bajar el saco, con un despiadado codazo contra su oreja, o precisamente en el lugar de unión, donde hacen vértice los maximilares superior e inferior, pues es este un lugar sumamente vulnerable; de ahí que el contrincante quede anonadado por completo por el golpe o golpes, además de aprisionar con su propia ropa.

Entrando en materia, primero deberá familiarizarse con el dibujo, compréndalo bien en teoría y con su compañero de escaramuzas llévelo a la practica tantas veces como sea necesario, hasta su total asimilación.

Durante los entrenamientos se deben alternar los compañeros, unas veces como atacados, otras como atacantes, practicando la contra y el o los bloqueos correspondientes, a fin de aprender a la perfección una cosa y otra y poder ejecutarlos con toda limpieza y oportunidad.

La contra a este lance es la misma que se emplea para librarnos de un ataque contra la garganta, la cual describo con toda amplitud en el capitulo correspondiente, y que aconsejó leer en esta ocasión para redondear el conocimiento de la contra a este lance.

Como en todos los casos, aconsejo practicar intensamente esta contra desde todos los ángulos posibles, colocándose en posturas diferentes, para poder salir airoso de la misma en cualquier situación.

Para soltarnos de un agarre a nuestras muñecas

Estudiemos la gráfica siguiente, en la que aparece ilustrada la forma de soltarnos fácilmente de cualquier agarre a nuestras muñecas.

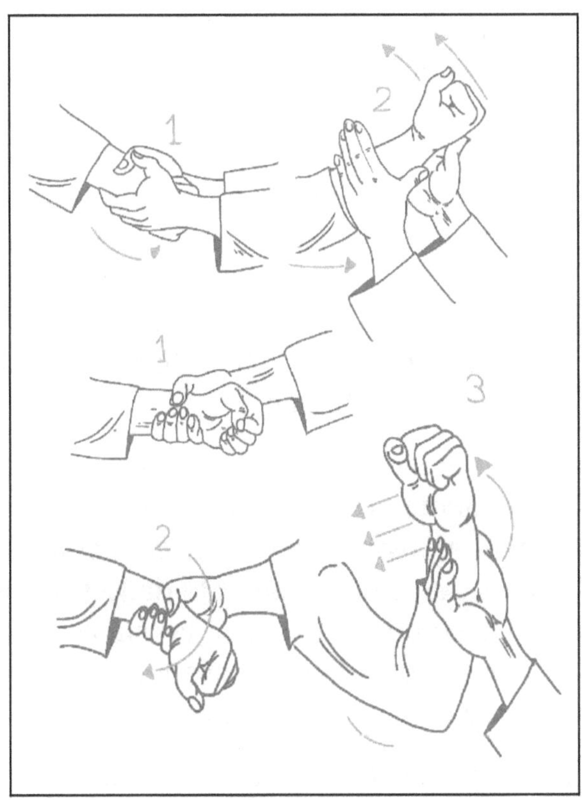

En la parte superior aparece una toma con dos manos a nuestra muñeca; para zafarse, voltee el puño de madera que sus dedos apunten hacia arriba, baje el codo unos centímetros, haga fuerza con la muñeca atacando los pulgares del contrario, que son la parte débil de su mano, dé un jalón contra ellos y su muñeca quedará libre.

En la parte inferior aparecen tres dibujos que tratan de un agarre con una sola mano a nuestras muñecas; estudie el segundo movimiento, el cual consiste en voltear el puño con fuerza, de modo de colocarnos en posición que permita el movimiento normal del brazo ilustrado por la figura numero 3, que se refiere a cómo librarse del agarre, haciendo un movimiento de ataque contra su dedo pulgar, con lo cual rápidamente quedamos en libertad.

Quiero dejar asentado lo anterior, como antecedente de la forma en que debe utilizarse la fuerza inteligentemente dirigida contra el o los puntos que en un momento dado son los débiles; en el caso que nos ocupa, la mano del contrario es fuente del lado donde se localizan los cuatro dedos y ofrece un hueco por el lado del pulgar.

Practique las recomendaciones anteriores, observando lo indicado en las gráficas relativas y desde luego colóquese en toda clase de posiciones imaginables, con objeto de que aprenda a salir de esos agarres, no importando la situación en que se halle colocado.

La práctica le dará la exacta pauta a seguir para hacerse competente en esta salida.

Bloqueo defensivo y ataque con golpe de tajo

En los dibujos de la grafica siguiente, presento una escaramuza que ilustra la forma de bloquear un golpe de boxeo conocido con el nombre de cruzado derecho, dando la adecuada respuesta al golpear rudamente los riñones y costillas inferiores del contrario, con un golpe de tajo de la mano izquierda.

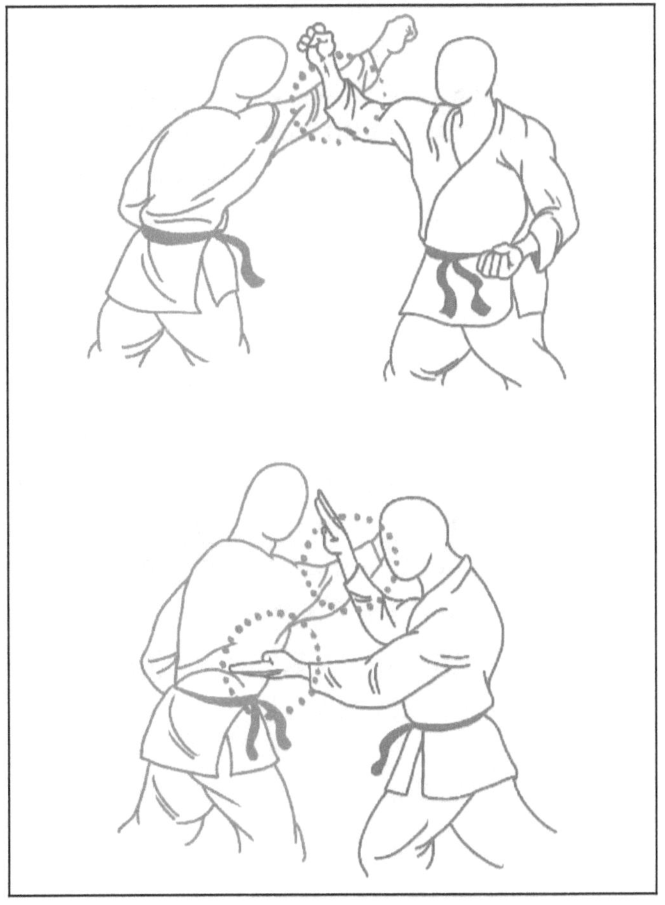

Observe cuidadosamente los citados dibujos y de inmediato nos trasladaremos a su práctica formal. Mis recomendaciones son las siguientes: Al bloquear, desvié con fuerza el derechazo hacia afuera, pegando fuertemente con su antebrazo al del contrincante, siga el impacto del golpe con un empujón, como anteriormente indiqué, hacia afuera, pues con ello sacaremos momentáneamente de balance al atacante, instantes que utilizaremos para golpear varias veces con toda la rudeza posible sus riñones y costillas inferiores; cuando logre esto, quede alerta para seguir atacando puntos más vulnerables, como son cuello y nuca, o bien regrese su cuerpo a una posición de guardia defensiva.

Practique tantas veces como usted crea necesario este bloqueo, hasta tenerlo suficientemente asimilado para realizarlo fácilmente en ataques verdaderos. Desde luego, no debe subestimar en ellos la capacidad del contrario, ni se sienta usted muy confiado; esté siempre listo, con su inteligencia bien despierta para defenderse con toda la malicia necesaria.

Cuando domine a la perfección este lance pasaremos de capitulo.

Bloqueo defensivo y ataque con patada

Ahora estudiaremos la gráfica, en la que aparece ilustrada la forma de bloquear un golpe de boxeo conocido con el nombre de jab, siendo el contraataque que recomiendo utilizar, el golpe de karate que se propina con el pie.

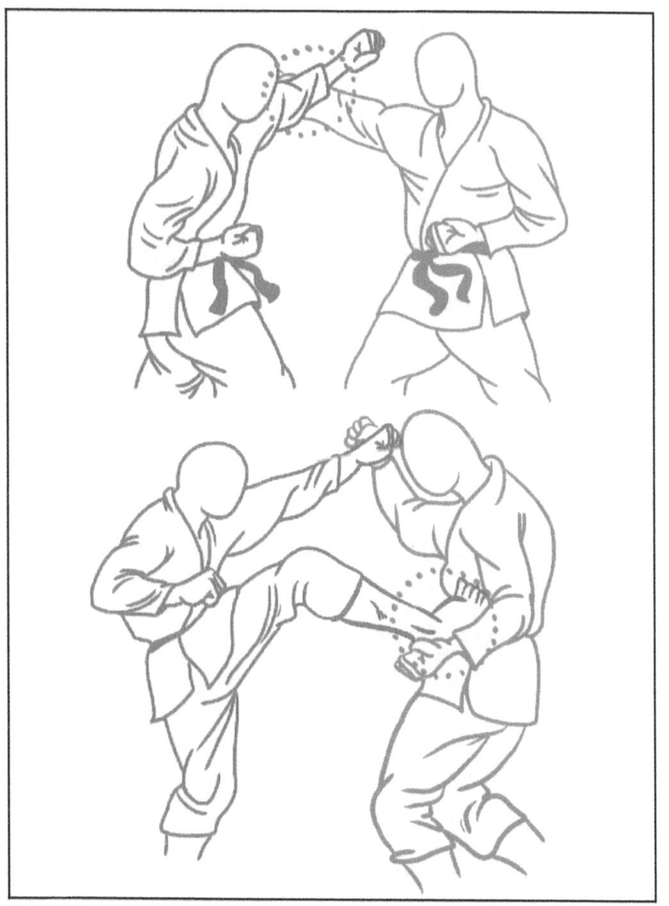

Observemos detenidamente la forma clásica de este lance y preparémonos a llevarlo a su entrenamiento, siguiendo las indicaciones siguientes:

Espere el golpe en posición de guardia defensiva; al venir éste adelante su brazo izquierdo con el puño cerrado, dé la contra golpeando con el suyo rudamente el antebrazo del contrario.

Continúe este golpe con un empujón del citado antebrazo hacia afuera, para desviar el golpe, y al mismo tiempo, abrir la guardia de su contrario sacándolo de balance; al obtener esto, dé la patada fuerte al estómago, si es una escaramuza amistosa de entrenamiento, o a los testículos si es en defensa personal, en un ataque verdadero.

La forma de patear es ya bien conocida del lector, pero de todas maneras la vuelvo a reseñar. Levante su rodilla lo más alto posible, de ahí aviente la patada al frente, saliendo dicho movimiento de las caderas llevando el 60% del peso de su cuerpo tras de la patada, para que su impacto sea contundente; regrese inmediatamente la pierna a su lugar de salida; si el golpe fue certero y dio en el blanco, el éxito posterior estará en sus manos.

A estas alturas el lector tendrá ya el suficiente entrenamiento, rapidez y malicia para determinar el tipo de ataque a seguir, así como los golpes de karate que deberá usar.

Como en todos los lances este es necesario practicarlo cientos de veces, con toda clase de compañeros, altos, gruesos, bajos, etc., a fin de lograr el fogueo necesario.

Haga sus prácticas en terrenos desiguales, para quedar lo suficientemente entrenado y poderse defender sobre cualquier terreno.

Bloqueo defensivo y ataque con el puño

Ahora estudiaremos la forma de contraatacar utilizando el golpe más contundente y demoledor del karate. En la grafica donde aparece ilustrado en teoría cómo llevarlo a efecto.

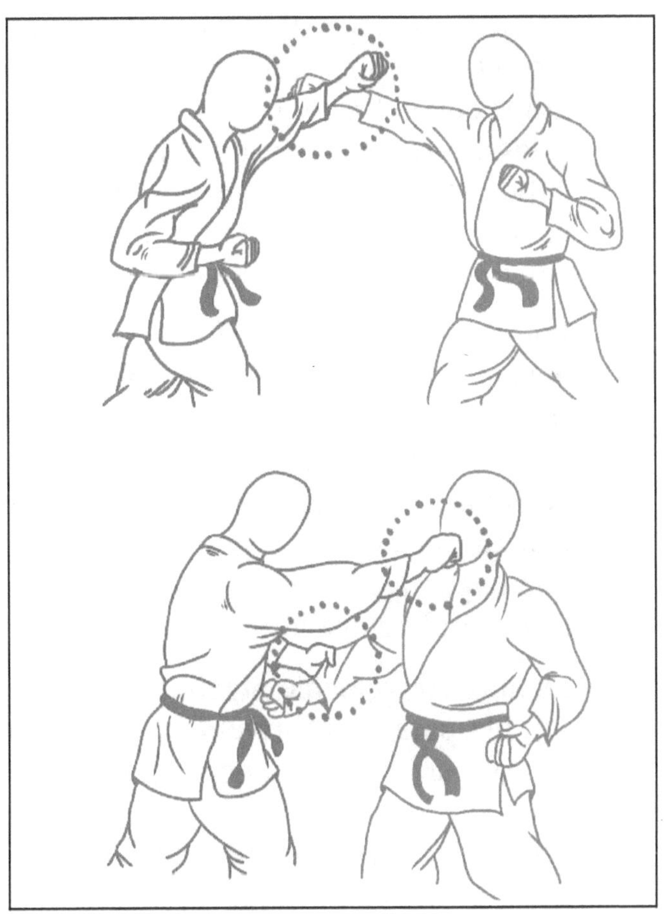

Observemos cuidadosamente los dibujos y la técnica en ellos señalada, y, como de costumbre, pasemos a su formal entrenamiento.

Para ello, como en todos los casos, procuraremos alternar la práctica con compañeros de todas las tallas, de diferentes reflejos, y de ser posible, en toda clase de terrenos: pasajeros, accidentados, mojados, etc., para de este modo convertirse en un verdadero experto.

Mis indicaciones son las mismas del capitulo anterior en lo que al bloqueo del jab o gancho largo izquierdo se refiere. En cuanto a nuestro golpe con el brazo derecho, considero que a estas alturas el lector lo tendrá lo suficientemente bien hecho, entrenado a conciencia, con su puño endurecido, la puntería certera y un punch demoledor.

Pues bien, al bloquear el golpe, busque sacar de balance, al contrario, aproveche esa fracción de segundos para lanzar con toda la rudeza posible un golpe, esto si se trata de una auténtica defensa personal, ya que en entrenamientos deberá marcar únicamente el golpe, sin lastimar, pues lo que se persigue es un sano entrenamiento sin lesionar al compañero.

Es muy conveniente practicar estos lances en sombra para adquirir velocidad; además, use el espejo para que su autocritica le ayude a corregir los vicios de posición que pudiera haber adquirido en estos entrenamientos, que no tendrían nunca fin, si desea convertirse en un virtuoso.

Recuerde además que con un enemigo verdadero al frente, las cosas cambian y hay que estar bien preparado física y mentalmente, a fin de obtener éxito en todas las ocasiones, ello solamente se obtiene con una incansable práctica.

Bloqueo defensivo y ofensiva relámpago

Ahora pasaremos a estudiar la grafica nueva, en la cual aparece una serie de tres pares de figuras que ilustran un ataque relámpago utilizando cuatro golpes clásicos de karate.

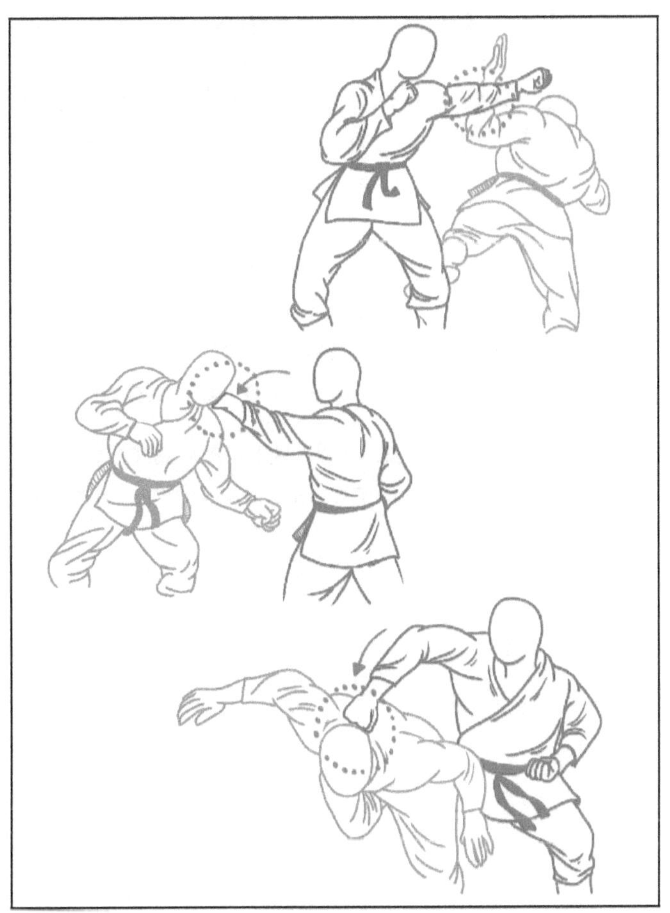

En la primera, o sea la de arriba, está dibujada la figura bloqueando un jab con un tajo, golpeando rudamente la rodilla del contrario con una patada. En el segundo grupo aparece ilustrado un golpe de tajo contra la oreja del contrario, aplicando dicho golpe en forma diagonal; por último, en la tercera ilustración que es la inferior, se aprecia un golpe con el puño cerrado contra la base del cráneo, con lo cual se termina una ofensiva relámpago de cuatro golpes de karate.

Desde luego que el aspecto sorpresa y rapidez, es lo que produce los dividendos positivos, máxime cuando son empleados contra profanos en la materia. Analizando lo anterior, llegaremos a la conclusión tantas veces tratada, de que se hace indispensable tener bien ejecutados los golpes, a modo de poder tirarlos con máxima velocidad desde cualquier ángulo, siempre dirigidos a objetivos perfectamente definidos, donde sus estragos son desastrosos y definitivos.

Pero una cosa es la teoría y otra es la práctica, donde se barajan aspectos emocionales difíciles de superar.

Por lo tanto, para lograr el éxito que yo deseo que tengan todos mis lectores dentro de esta actividad, haré de una nueva cuenta la misma recomendación, y que es la de practicar incansablemente, primero ante un espejo, después con ejercicios de sombra y posteriormente con un compañero, buscando señalar únicamente el lugar del impacto, pero ya ante la natural movilidad que da un oponente real; por ultimo contra el costal, donde descargaremos toda la fibra de nuestros golpes buscando lograr impactos efectivos que nos indiquen la fuerza que se esta capitalizando día a día entrenamiento tras entrenamiento.

A estas alturas el lector notara que su repertorio se ha venido haciendo mas formal, que sus conocimientos están mas digeridos y su habilidad como ejecutante del viril Karate, cada vez se hace mas notoria; es entonces y no antes, cuando se puede empezar a hablar de que sabemos algo sobre este deporte.

Defensa contra un ataque a la garganta

En los dibujos de la gráfica, aparece ilustrado un ataque a nuestra garganta y la forma de salir bien librado de él, convirtiéndonos automáticamente de atacados en atacantes.

Para su práctica, estudiemos con todo detenimiento las figuras superiores, en las que aparece el ataque directo a nuestro cuello.

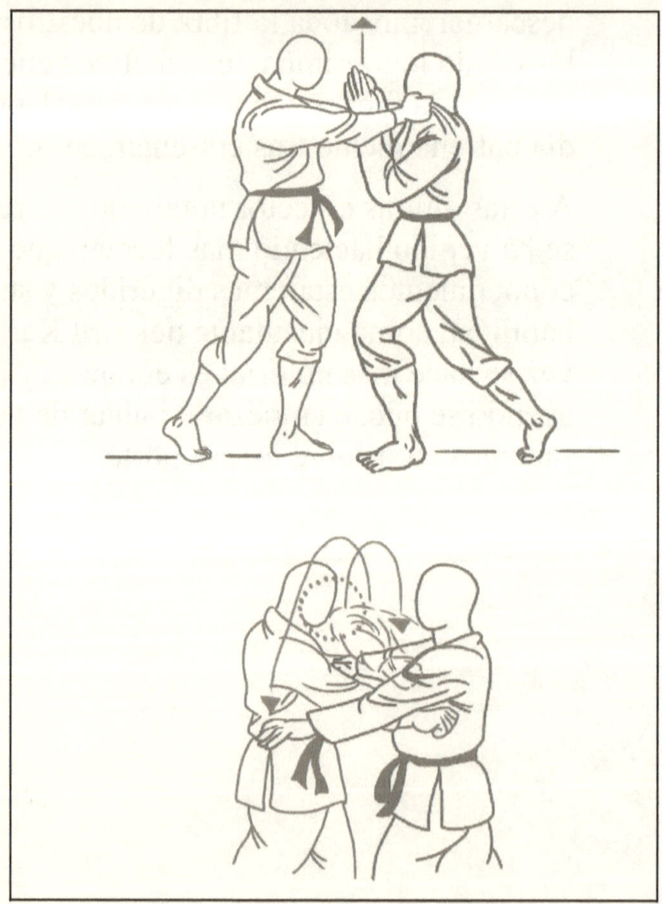

Pues bien, dejemos, al contrario, que en este caso es nuestro compañero de entrenamientos, hacer contacto con nuestra garganta, marcando el toque para de inmediato poder aplicar nosotros la contra que es la que aparece dibujada en las figuras de abajo.

La norma a seguir es la siguiente: Junte las palmas de sus manos a la altura de su pecho, las puntas de sus dedos deberán apuntar hacia arriba; de esta posición de salida, dé un brusco empujón con los brazos, con toda su fuerza, siguiendo la dirección de las puntas de sus dedos, o sea hacia arriba; suba sus manos a la altura de la máxima extensión de su brazos, al llegar a lo alto abra los brazos y deje caer con rudeza sus antebrazos sobre los de su contrincante; con lo anterior, la defensa queda completamente terminada, el ataque fue neutralizado y estamos en posición de atacar inmediatamente con golpes de karate a la cabeza de nuestro contrincante.

Este golpe puede ser aplicado con la mano, o bien con el codo o ambas cosas.

Hay que continuar en ese instante nuestro ataque para que el momento de debilidad del contrario sea mas inteligentemente utilizado; recuerde el lector sincronizar a todo lance de karate el grito de que hemos hablado anteriormente, ya que al desconcierto que trae aparejado el fuerte chillido, se una la secuencia de fuertes movimientos y recios golpes, con lo cual quedará desbaratada cualquier posible reacción de nuestro contrincante.

Para el entrenamiento de este lance, recomiendo
alternarse con el compañero de prácticas, de
atacante en atacado y viceversa, cambiando
desde luego todo lo que sea posible, los ángulos
de ataque y los lugares del mismo, a fin de que
podamos darle la exacta contra en cualquier
lugar, desde el ángulo o posición en que nos
encontremos, por ilógica que ésta sea; por
ejemplo, dar la contra estando de espaldas a la
pared, derribado en el suelo, etc.

Así pues, entrenemos concienzudamente este
lance y pasemos de capítulo, al tenerlo
perfectamente bien asimilado.

Defensa contra un golpe dirigido a la cabeza

En es capítulo estudiaremos la manera de
defendernos de un ataque dirigido contra nuestra
cabeza con algún objeto contundente; este tipo
de ataque es muy común, de ahí que merezca la
pena que lo hagamos ampliamente, con objeto
de estar preparados para contrarrestarlo, con
éxito, como en todos los lances que aparecen en
este tratado, salir airosamente convertidos de
atacados en atacantes.

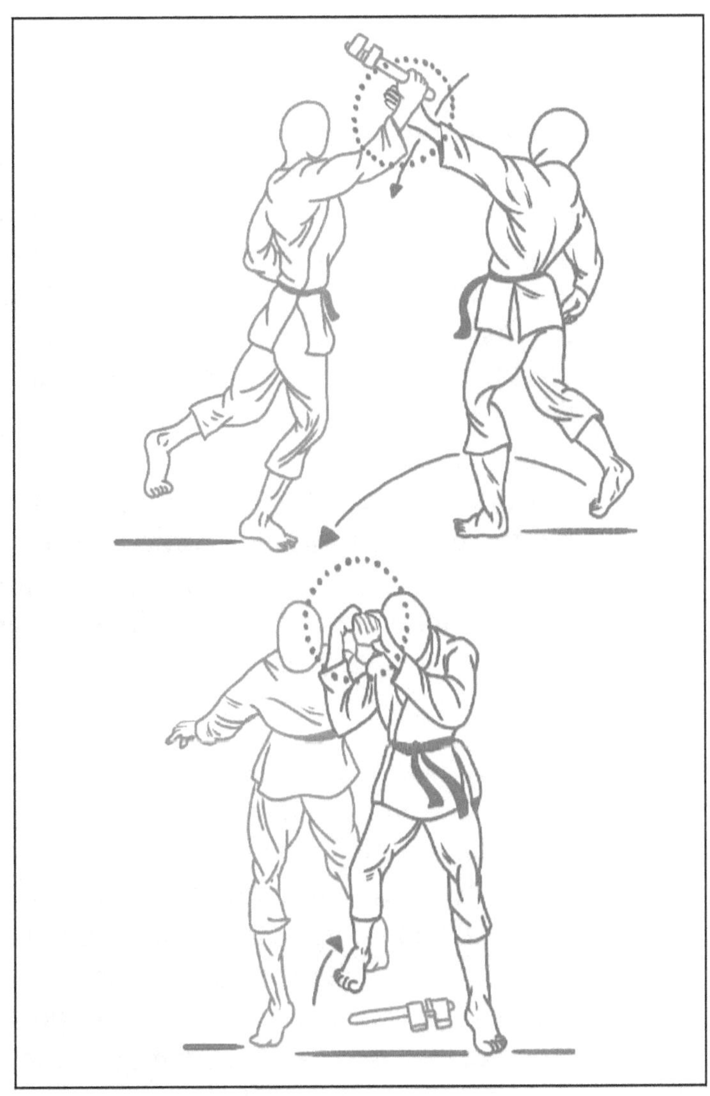

Entremos en materia observando cuidadosamente la gráfica, en la que aparece dibujado un ataque, el cual pararemos siguiendo al pie de la letra los movimientos siguientes:

Aplique golpe de tajo contra la muñeca del oponente, según indico en el dibujo correspondiente, voltee su cabeza lo mas posible hacia el lado contrario, para protegerla del posible impacto; con el tajo se para en seco el golpe, al mismo tiempo que lastimamos la mano del atacante; acto seguido adelantaremos el pie derecho, como muestra la grafica inferior, de modo que quede en la parte de atrás de la pierna derecha del contrario; en esa posición aplique el golpe del karate con el talón, de modo de lastimarle la pierna y hacerle perder al mismo tiempo el equilibrio; sincronice los movimientos anteriores con el de apresar fuertemente muñeca y mano del contrario, torciéndole la mano hacia adentro, castigándolo fuertemente para obligarlo a soltar el objeto con que ataca.

Vea cuidadosamente la forma en que esto se realiza, ya que con ese motivo se muestra en el dibujo; termine derribando, al contrario, haciendo un movimiento de semicírculo, el cual se describirá de derecha a izquierda, merced a un movimiento oscilatorio de cintura, con el cual ayudaremos a sacar de balance al oponente, quien caerá con gran facilidad, sin que tengamos que hacer mayor fuerza.

El éxito de lo anterior radica en la exacta colocación de su cuerpo, en un golpe seco y fuerte con su talón derecho, seguido de un empujón y en el movimiento de la cintura de medio circulo que se describe, todo esto hecho al mismo tiempo del agarre y torcedura de la mano atacante.

Repito esta última parte.

Primero es el golpe de tajo, seguido de un agarre con la misma mano a la muñeca rematado con un jalón de torcedura que haremos con nuestra mano derecha, precisamente por detrás del brazo del oponente, con lo cual queda sólidamente asegurado a nuestra dirección; es necesario practicar en sombra los movimientos detallados, haciéndolos en cámara lenta para localizar con exactitud los lugares donde se aplican, así como el objetivo con el cual se hace el simulacro.

En los primeros días se valdrán de un material blando, hule o algo parecido; cuando se haya comprendido la práctica, esta se llevará a efecto con un objeto verdadero, para aprender sobre la realidad como neutralizar este ataque.

Defensa contra un boxeador

Este tipo de defensa es la más necesaria de aprender bien, ya que en la practica este ataque es el que resulta mas común. El ataque de personas con conocimiento mas o menos amplios de la técnica se preparen debidamente para estas contingencias y sepan la forma de hacerles frente utilizando nuestros conocimientos de Karate.

Entrando en materia, pasaremos a estudiar la gráfica, en la que aparece una figura tirando el golpe de boxeo conocido por jab, que se bloquea con un fuerte golpe de tajo a su muñeca, el cual resulta más efectivo porque a una a su propia fuerza, la que el contrario le imprime con su brazo; el tajo, al bloquear, desvía el impacto del jab afuera de nuestra área de peligro y obliga a apoyar sólidamente al contrario su pie izquierdo contra el suelo, lo cual nos da oportunidad de aplicarle una recia y seca patada, precisamente en el centro de su rodilla; cuando este golpe se da en dicho lugar, con la fuerza y puntería necesarias produce la fractura de la rótula.

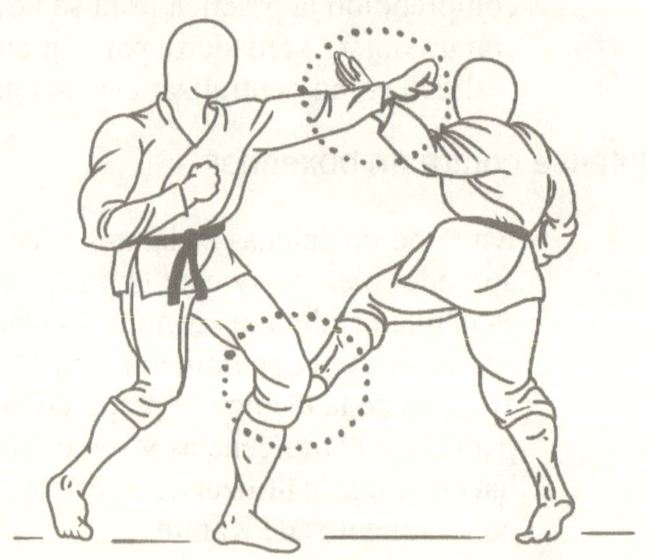

Como el lector podrá apreciar, nuestros conocimientos son intensamente rudos, superiores y efectivos a los de cualquier profano, pero para que rindan el dividendo deseado, deberán estar perfectamente ejecutados, es decir que se realicen fuerte, rudamente, con nuestra puntería y reciedumbre, amen de no perder el equilibrio, lo cual seria contraproducente en sus intereses.

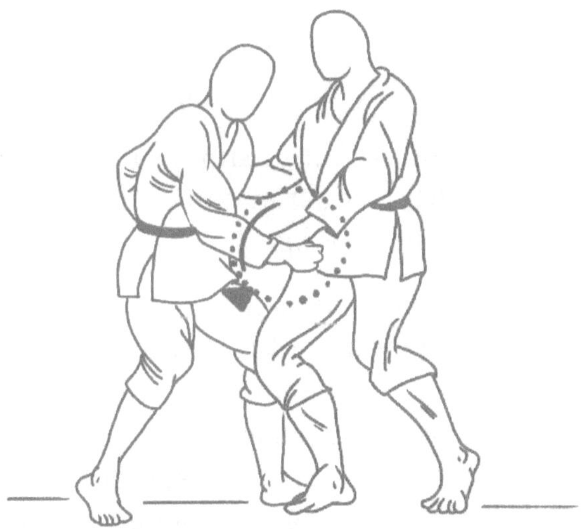

Un aspecto fundamental de este lance esta en no telegrafiar con nuestra mirada las intenciones; pues nuestro objetivo no deberá verse directamente.

Como he dicho con anterioridad, únicamente debe soslayarse y atacar sorpresivamente.

Con las indicaciones que antecedan, nos trasladaremos al colchón de entrenamiento e iniciaremos la practica de este lance tantas veces como sea necesario hasta que logremos que nos entre en la sangre y lo podamos realizar como un reflejo, con seguridad, exactitud y decisión.

Para fijar la exacta posición, empezaremos con ejercicios de entrenamiento frente al espejo; de ahí pasaremos a ejercicios de sombra, cada vez con mayor exactitud; por último, la práctica será contra un compañero, buscando precisión, pero cuidando de no lastimar.

El costal de entrenamiento y la constante práctica, nos darán con el tiempo la puntería y rudeza necesarias.

Ahora pasaremos a conocer la forma de neutralizar un golpe de boxeo conocido como gancho, estudiando la gráfica, en la que aparece ilustrado el impacto que produce el tajo al chocar contra el antebrazo del contrincante en el momento en que se supone nos ataca con un gancho derecho.

De nuestra posición de guardia, sale con aguda rapidez y fuerza el tajo que bloquea dicho golpe, desviándolo hacia afuera de nuestro cuerpo; el tajo cobra fuerza al hacer contacto, pues a una a nuestro movimiento la fuerza del contrincante, convirtiéndolo en golpe recibiendo muy contundente.

En este caso debe aprovecharse el hueco que momentáneamente crea el tajo para atacar con uno o varios golpes de karate contra la cara del contrario.

Es menester mencionar la rudeza que pueden llegar a adquirir los golpes de tajo cuando la mano está suficientemente recia; entre nada y con adecuada malicia, se puede llegar a fracturar con relativa facilidad cualquier antebrazo, pero claro está, un profano no lograría eso, ya que, para obtener tales resultados, se hace necesaria constantes practica de muchos años con objeto de endurecer la mano de tal manera, que sus golpes de tajo fracturen invariablemente al hacer contado.

Así pues, practiquemos primero ante el necesario espejo, despúcs con ejercicios de sombra, por último, contra el compañero, al mismo tiempo que seguimos endureciendo las manos con la practica diaria del tajo, golpeando una tabla, según se indica en el capítulo correspondiente.

Defensa contra una bofetada

En la gráfica, esta dibujada la forma de contrarrestar una bofetada, la cual es bloqueada antes de llegar a su destino, usando su brazo para castigar su osadía.

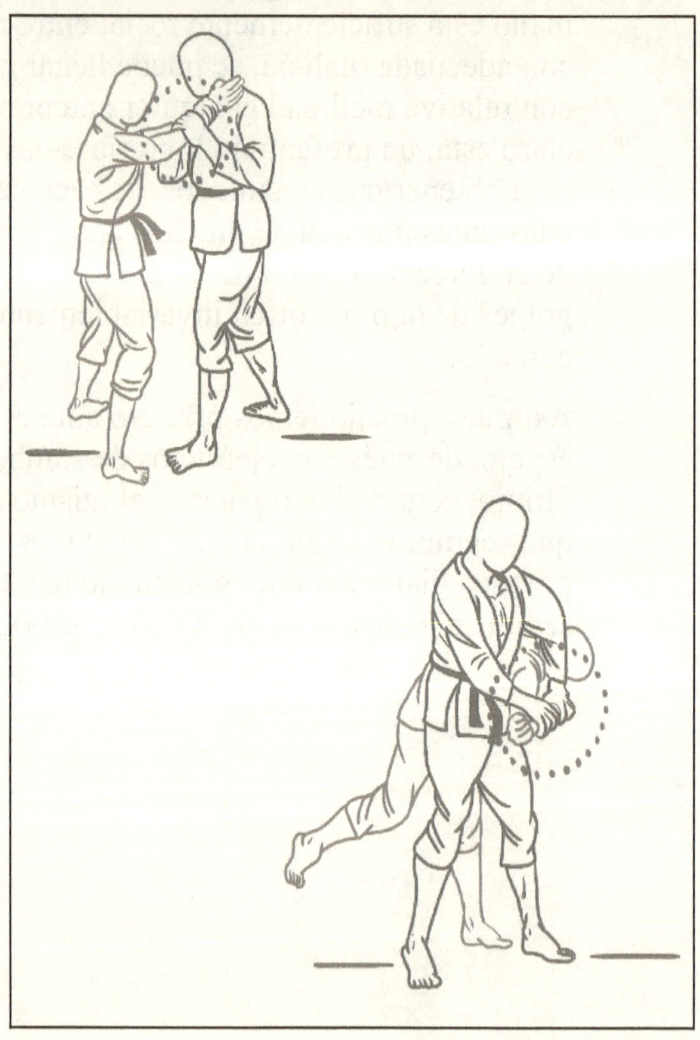

Estudiemos primero la teoría del dibujo antes de pasar a su entrenamiento formal. Nótese que el bloqueo de la mano derecha del contrario, se hace cachando su muñeca con nuestra mano derecha, apresándola totalmente con la izquierda; para impedir que se zafe cuando la tenga bien asegurada, proceda a realizar un giro de media vuelta sobre su pierna izquierda, de modo de quedar en la posición que se indica en los dibujos de la ilustración inferior; lleve fuertemente asegurada la muñeca del contrario, de modo que al llegar a la posición indicada sea dicho movimiento el que hostigue fuertemente el codo del contrario, el cual se hallará a nuestra merced, apuntando el movimiento hacia arriba, de modo que cualquier presión nuestra hacia abajo, pueda ocasionarle la inmediata fractura del mismo.

Utilice su codo izquierdo para golpear la sien del contrario, evitando que se zafe; cuando el lector sea el que haya caído en este lance, utilice la contra que consiste en arquear el codo para evitar que se haga palanca contra el, busque agacharse lo mas posible y con la mano izquierda, aprisione el tobillo del contrario del mismo lado; empuje con su hombro hacia el frente, jale bruscamente el aprisionado tobillo para derribarlo.

Este bloqueo es sumamente sencillo, en realidad sale de nuestro deporte para invadir un poco el de la lucha libre, pero es recomendable para mis lectores conocer todos los recursos.

Por eso precisamente no he dudado ni un ápice para que lo incluyan dentro de su repertorio. Pues bien, ya hemos analizado este lance en su aspecto teórico, de modo que toca el momento de trasladar su conocimiento y funciones al aspecto practico de su entrenamiento formal, o sea contra un oponente.

Busque las primeras ocasiones hacerlo a cámara lenta, a fin de encontrar el exacto toque que lleva al lugar donde se produce el castigo y la forma de dar la contra; cuando tenga bien logrado lo anterior, pasaremos al aspecto rapidez en ejecución, alternando con el compañero de entrenamiento, unas veces como atacante, otras como atacado, con objeto de familiarizarse lo necesario con este lance.

Mi recomendación es que el lector por ningún motivo pase a otro capitulo sin antes tener este dominado a la perfección.

Defensa contra un ataque a la cabeza

En la gráfica, aparece ilustrado un ataque bastante común; se trata de una agresión contra la cabeza con cualquier objeto que tenga mas o menos la forma dibujada.

En el presente capitulo estudiaremos la forma de defendernos atinadamente utilizando para contraatacar nuestros conocimientos de karate.

Para ello deberá observar el lector detenidamente el dibujo donde se aprecia la forma de neutralizar el ataque, que consiste en adelantarse al contrario y, antes de que pueda hacer impacto, controlarlo en el momento en que el nos telegrafié su intención levantando sus brazos amenazantes con la piedra.

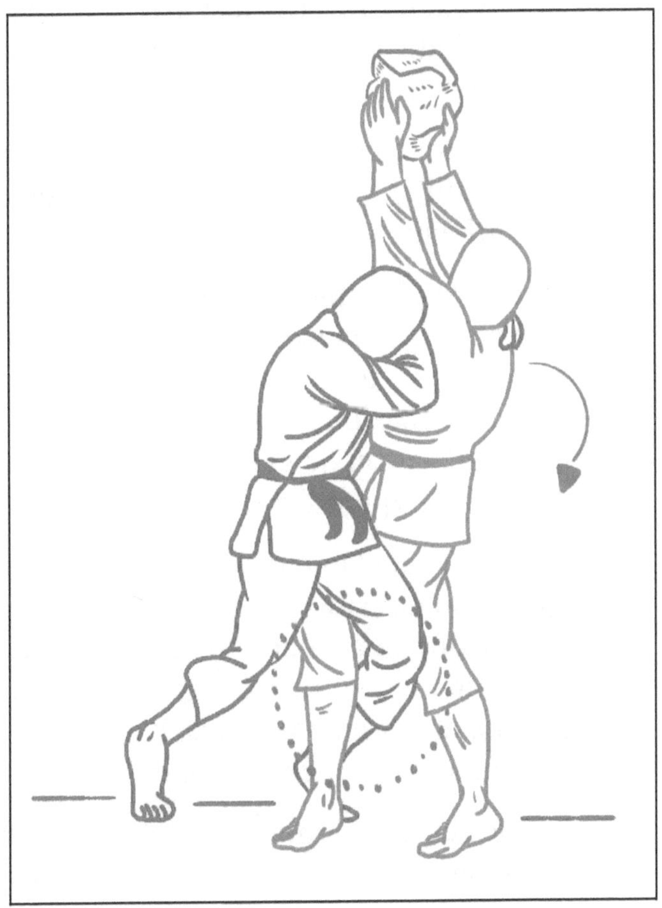

Entonces nos lanzaremos con la mayor velocidad posible a abrazar sus brazos, adelantando nuestra cabeza junto a la suya, de modo de quitarla del foco de agresión, con lo cual evitaremos el peligro.

Aprisione sus brazos, pegue su cabeza a su cuerpo, empuje fuertemente a su atacante hacia el frente, ladeándolo hacia la izquierda en un movimiento de semicírculo, para sacarlo de balance, haciéndole perder ligeramente el equilibrio, instante que aprovecharemos para aplicar una recia zancadilla contra su pierna izquierda, utilizando nosotros nuestra pierna del mismo lado, con lo cual haremos caer al atacante fácilmente.

Al suceder esto, utilice golpes de karate con pies, rodillas y manos, a fin de doblegarlo definitivamente.

Practique el lector esta forma de salir airoso de este peligroso lance, entrenando con sus compañeros, utilizando un objeto blando las primeras ocasiones, cosa que puede ser una almohada, a fin de evitar lesiones inútiles en el proceso de aprendizaje.

Conforme adelante en el control y limpia ejecución del lance, iremos cambiando el almohadón por un objeto mas recio, realizando el entrenamiento mas concienzudamente. Por último, el entrenamiento se hará con un objeto pesado, desde luego vigilando no lastimarse.

La idea es acostumbrar al lector a controlar efectivamente sus nervios ante un peligro real, fogueándose en un terreno de absoluta veracidad para no amilanarse cuando sea necesario arrostrar en la vida cotidiana un riesgo de esa naturaleza.

El entrenamiento debe hacerse alternando con el o los compañeros, unas veces como atacante, otras como atacado, hasta lograr controlar este lance.

Por último, recomiendo adelantarse al atacante a base de rapidez y malicia.

Defensa contra un ataque un puñal

En la grafica siguiente, están presentados con tres figuras, un ataque con puñal. En el se presenta la forma de contraatacar utilizando golpes de karate aunados a conocimientos de defenza personal.

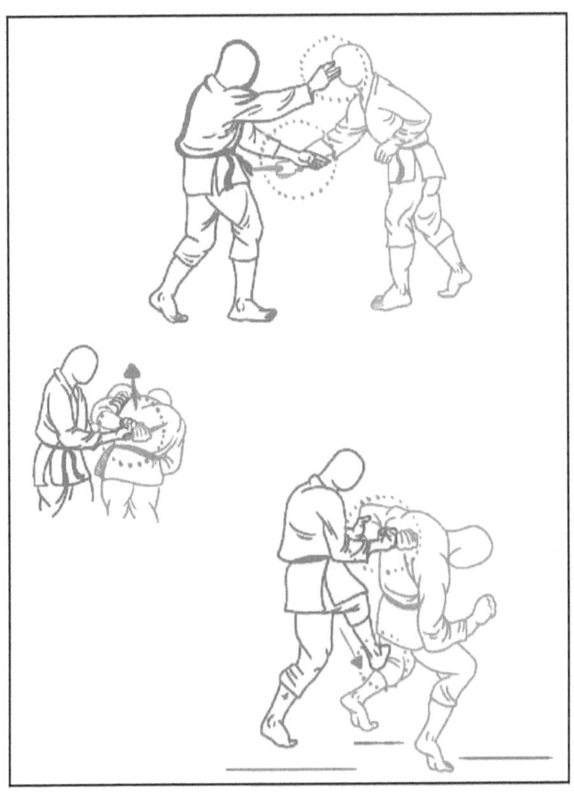

Así pues, observemos detenidamente las figuras y para su práctico aprendizaje, trasladémonos al colchón de entrenamiento.

Sugiero que, para evitar innecesarias lesiones, se emplee durante los entrenamientos, un puñal de hule o material plástico.

La forma de controlar este ataque es la siguiente: Parece colocado en posición de guardia, con sus manos listas para golpear con Tajo; al sobrevenir el ataque, golpee fuertemente con dicho golpe el antebrazo del contrario, lo más cerca de su mano, así el tajo parará la posible cuchillada; en ese pequeñísimo intervalo, haremos los siguientes movimientos, también en fracción de segundo:

Primero aplicaremos contra sus ojos un golpe piquete con los dedos de nuestra mano puestos en forma de V, adelantaremos nuestra pierna derecha y con nuestro brazo derecho sujetaremos el del contrario a la altura de unos tres centímetros por encima de su codo, con nuestra mano izquierda, que después del golpe de tajo se habrá quedado deteniendo hacia afuera el brazo armado; haremos un movimiento de doblez hacia afuera, de modo y manera que el contrario quede colocado en la posición que se ilustra en los dibujos centrales; ya colocados en esta situación, somos los que tenemos la ventaja, porque con un fuerte golpe con el arco de nuestro pie derecho sobre su pantorrilla del mismo lado, lo haremos caer; al caer de rodillas, nosotros alzaremos el brazo armado, con lo cual se puede llegar a dislocar el hombro, produciéndole suficiente dolor, como para que de inmediato suelte su arma, quedando así a nuestra entera disposición.

Para poder captar lo anterior, se hace necesario leerlo concienzudamente y practicarlo exhaustivamente sobre el colchón de entrenamiento, con el compañero al frente, en cámara lenta, ambos de común acuerdo, ir paso a paso aprendiendo el desarrollo del presente lance, pues de otra manera no será posible su aprendizaje.

El éxito de este lance, radica en dos aspectos: en la rapidez con la que se aplicaran simultáneamente el tajo al antebrazo armado y el piquete a los ojos; durante los entrenamientos, el piquete a los ojos se marcará, decisión y rapidez, buscando encontrar el toque exacto de este lance.

Entrénelo tantas veces como sea necesario, hasta su total asimilación.

Defensa contra un ataque con arma blanca

En la gráfica, presentamos otra forma de dar contra a un ataque con arma punzocortante.

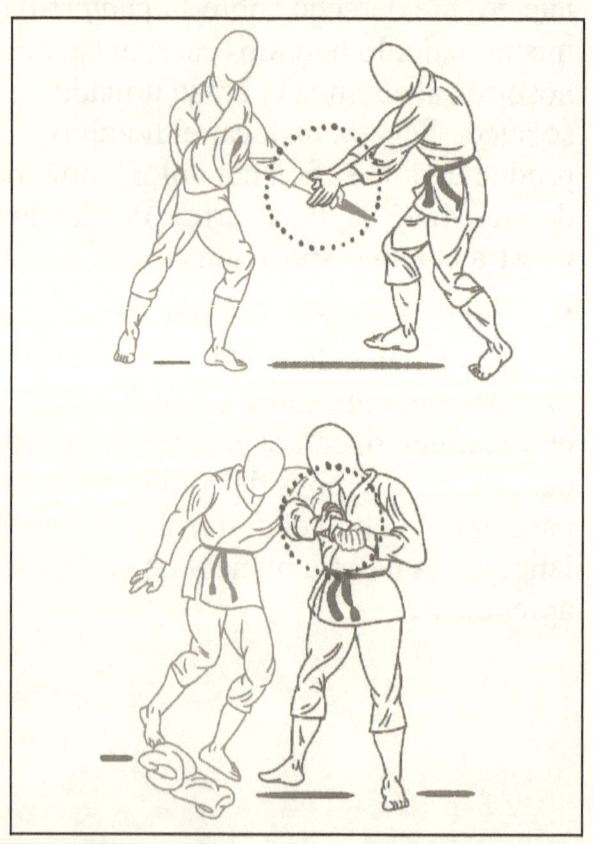

En el dibujo superior se ilustra la forma del ataque, que es de abajo hacia arriba y al frente; el lector a estas alturas, ya se habrá familiarizado con las diferentes formas de utilizar un cuchillo para atacar, y desde luego con las contras adecuadas para cada tipo especial de empuñar el arma; pues bien, esta es aparentemente la mas peligrosa, por lo cual será la que estudiaremos con mayor cuidado.

En teoría, la forma ideal de dar la contra es parándose en nuestra posición de guardia, con las manos listas para el tajo.

Espere tranquilamente la embestida; cuando esta suceda, arquee su cuerpo de modo de sacar el bulto y con un fuerte manazo aprisione la mano armada firmemente; de un rápido giro de media vuelta, llevando asegurada la mano del contrario, dirigiendo el peligro hacia afuera de su cuerpo, dando con el giro la espalda al contrario; lleve en alto el brazo de su enemigo, aplíquele la llave conocida en lucha libre como la palanca de Marcus, que consiste en colocar sobre nuestro hombro derecho el codo del contrario y hacer un fuerte movimiento de palanca con el hombro hacia arriba, con nuestras manos al lado contrario, o sea hacia abajo, castigando rudamente el codo del contrincante, de modo que suelte el arma ante la alternativa de que con la citada palanca de Marcus le quebremos el brazo, desarticulándoselo a la altura del codo.

El dolor es tan fuerte cuando la llave esta bien aplicada, que hará que de inmediato suelte el arma y se rinda.

Ahora pasaremos de la teoría a la practica sobre el colchón y con el indispensable compañero de entrenamiento.

Las primeras tomas se harán en cámara lenta, buscando el lugar exacto donde castigar sin ser lastimado; cuando encuentre el toque ideal, como llamamos deportivamente al lugar de castigo, habremos dado el primer paso y nos faltara únicamente rapidez, la cual se obtiene practicando incansablemente, cambiando de compañero para no acostumbrarnos a un solo individuo, ya que ello resulta perjudicial; trate de alternar su practica con compañeros de diferentes reflejos, tallas, etc., buscando ejecutar este lance con la mayor limpieza posible.

Recomiendo usar en la practica un cuchillo de plástico suave de hule; cuando sea todo un experto, use un puñal verdadero, pero esto, como antes indico, será cuando ya sea un experto, antes sus resultados pueden ser contraproducentes.

Defensa contra un golpe a la cabeza

En el presente capitulo aprenderemos a parar un golpe contra nuestra cabeza utilizando nuestros brazos en forma de cruz, según indico en la gráfica, en la cual aparece un ataque con la cacha de una pistola.

La forma ideal de parar dicho golpe formando con los brazos una cruz por sobre nuestra cabeza, llevando los puños cerrados.

Al parar el golpe, se aprisiona el antebrazo del contrario en la cruz que formaran los nuestros. Este movimiento aparentemente es fácil de lograr, pero no lo es en la realidad ya que requiere de una exacta coordinación muscular y visión del lugar para cachar exactamente el golpe antes de que este llegue a su destino; al parar dicho golpe, de inmediato abra sus manos apresando firmemente el brazo armado, buscando aplicar rápidamente la contra a base de golpes de karate, ya sea un codazo, o bien un golpe con la rodilla en el lugar donde se localiza el sexo, para castigar duramente al atacante obligándolo a soltar el armar cejando en su ofensiva, o bien haciendo un giro de media vuelta completa con la pierna derecha, de modo de darle la espalda, pero llevando bien aprisionado el brazo armado.

Al terminar este giro, el simple movimiento hará que caiga en un agarre de castigo, el cual aumentará si aumentamos nuestra presión contra su brazo, volteándolo de modo que su codo quede apuntando hacia arriba y nosotros castigando hacia abajo, para causar al contrario el dolor necesario con objeto de que suelte el arma y se rinda.

En teoría, lo anterior parece sencillo. Para lograr que lo sea efectivamente, necesitamos entrenarlo muchas veces, sugiriendo que se utilice para su entrenamiento una pistola de juguete de material plástico o de hule; cuando se haya logrado su aprendizaje, podremos utilizar un objeto más contundente; si se emplea una pistola verdadera, deberemos tener la precaución de examinar bien que esta descargada.

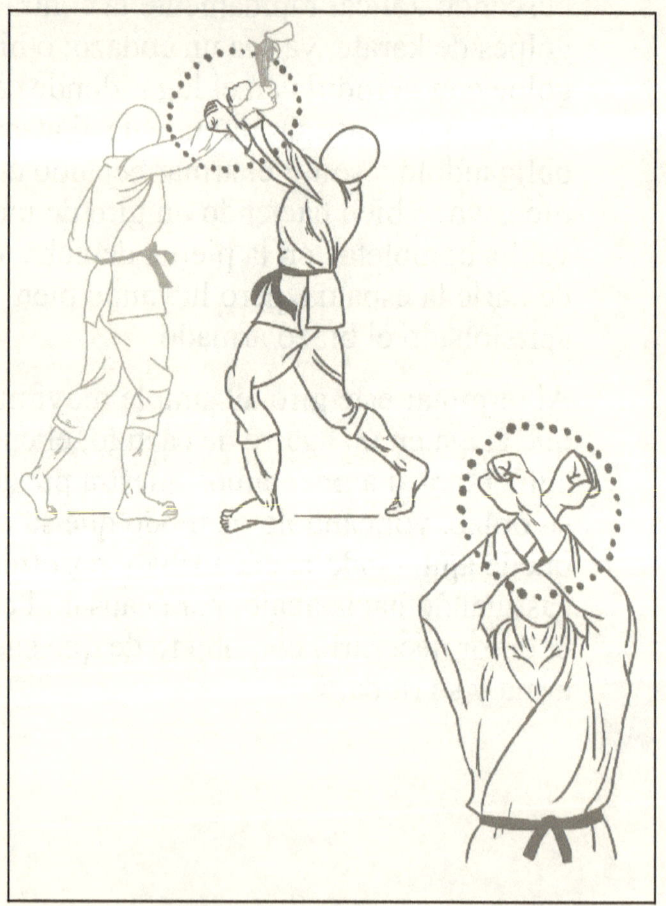

En los entrenamientos siempre exijo mucha cautela para evitar que haya innecesarias lesiones, pues lo que se persigue es un entrenamiento blanco, deportivo y sano, tendiente a convertir al lector en experto en la autodefensa.

Por lo anterior, una vez mas recomiendo que las practicas se lleven a cabo inteligentemente, con la debida prudencia.

Defensa contra un amago de frente, con pistola

Ahora estudiaremos la forma de salir airosos de un amago con pistola, el cual aparece ilustrado en la gráfica, así como la forma de salir airosamente de él.

Pues bien, suponiendo que estamos amenazados, como es clásico con las manos arriba, lo elemental es conservar la sangre fría, los nervios tranquilos, controlados, nuestros ojos atentos, vigilando los del contrario, tratando de adivinar sus posibles errores.

La contra consiste en bajar los brazos como relámpago, apresando con nuestra mano izquierda la mano armada, desviando el cañón de la pistola fuera del blanco que presente nuestro cuerpo; con la mano derecha daremos un fuerte manotazo sobre el cañón de la misma, asegurándolo con firmeza, atacando contra la parte débil de la mano que en este caso está representada por su pulgar; el movimiento será llevando asegurado el cañón de la pistola, primero hacia el lado derecho, atacando el pulgar, después con fuerza, para abajo, teniendo en cuenta que con la mano derecha tendremos firmemente asegurada su muñeca y la izaremos hacia arriba, de modo que haga fuerza al lado contrario de la mano derecha, con ello lograremos desarmarlo fácilmente.

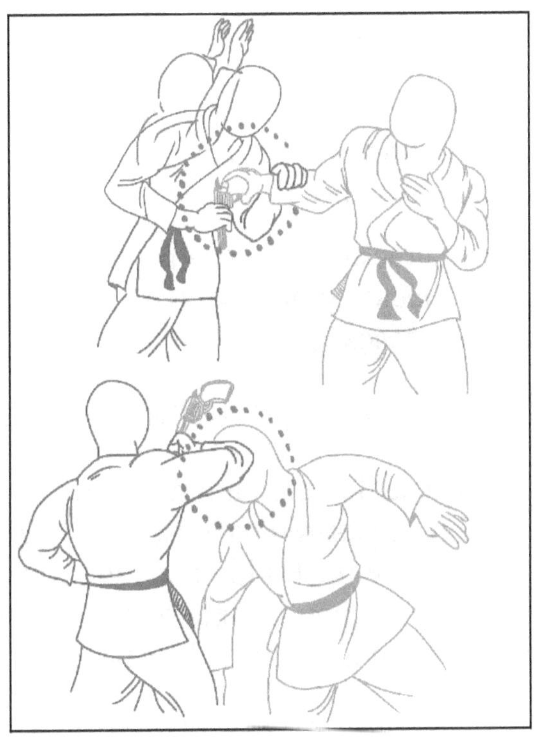

Acto seguido se contraataca con un codazo, si esta cerca de nosotros, si no lo está, con la cacha de su pistola lo golpearemos en la cabeza; este lance parece sencillo, su punto neurálgico esta en la rapidez con que apresemos su mano derecha con nuestra izquierda, desviando la puntería y la habilidad y fuerza con que ataquemos el cañón con la mano derecha, que es la más diestra.

Ahora bien, después de la teoría anterior, pasemos a la práctica, la cual deberá efectuarse con una pistola de juguete que se hará accionar para que el estudiante pueda confrontar si sus movimientos fueron suficientemente rápidos para evitar un desenlace en su contra.

Cambie con su compañero de atacante en atacado, a fin de amenizar un tanto el entrenamiento y no cambie de capitulo hasta que haya logrado aprender completamente este interesante medio de defenza personal.

Si en sus practicas usa una pistola verdadera, sugiero checar cuidadosamente antes que esta se encuentre descargada.

Defensa contra un amago por detrás, con pistola

Siguiendo adelante en nuestro aprendizaje de autodefensa, pasaremos a estudiar la gráfica, en la que aparece ilustrado un ataque con pistola en el que estamos con las manos en alto, como es clásico, encañonados por la espalda.

La forma de salir de este atolladero, es la siguiente: Localice por el tacto la altura donde se encuentre el cañón que le amaga, es decir sienta donde esta, en que parte de su cuerpo.

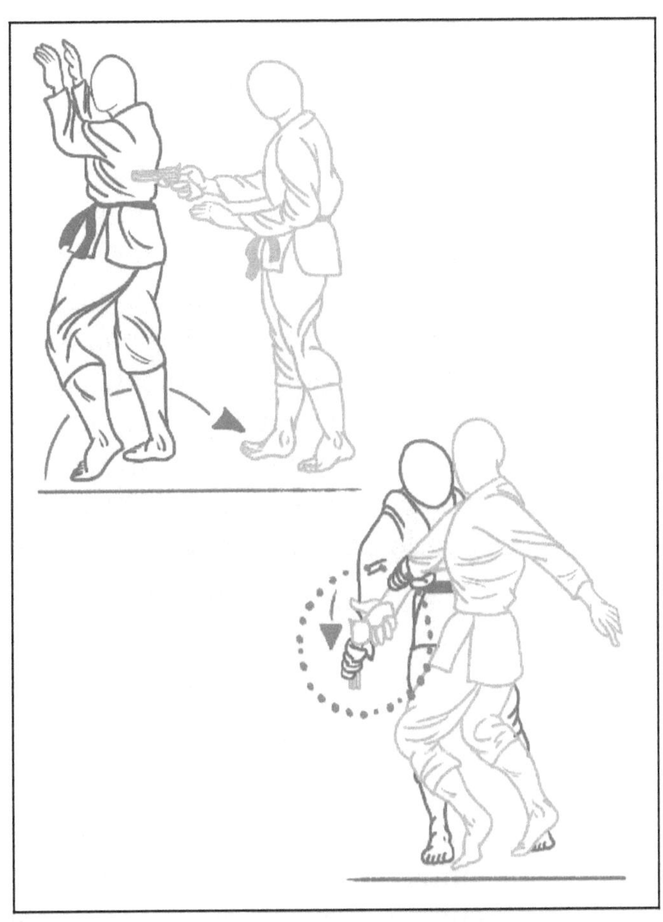

Como en todos los casos, recomiendo control a sus nervios, rapidez, decisión y agilidad.

De un rapidísimo giro como indico en la gráfica, de media vuelta de modo que con el citado giro quite su cuerpo del blanco que presentaba; de inmediato ataque al brazo armado, aprisionándolo con la mano izquierda a la altura de la muñeca; en una posición dirigirá el peligro del arma hacia otro lado; con la mano derecha cache el cañón de la pistola y con el firmemente asegurado, haga dos movimientos recios y definitivos, uno hacia el pulgar, atacándolo, ya que esta parte representa la parte débil de la mano; posteriormente de un fuerte jalón hacia abajo, con lo cual desarmara al atacante; acto seguido la situación queda en sus manos.

Proceda a castigar rudamente con golpes de karate con sus codos o bien con la cacha de la pistola que ahora estará en su mano derecha.

El desarrollo del lance anterior se hace necesario llevarlo a la práctica sobre el colchón de entrenamiento, a fin de poder asimilarlo, comprenderlo y encontrar donde está su exacto toque.

Para su entrenamiento recomiendo usar una pistola de juguete, cargada de fulminantes, la cual el compañero hará accionar para que el lector sepa si oportunamente pudo salir del ataque, o si el resultado fue negativo.

Igualmente, una pistola de agua sirve para poder visualizar un trayecto.

Como el entrenamiento permite todo, podremos ir viendo paulatinamente si progresamos o no en nuestros conocimientos; las primeras veces la practica se llevará a cámara lenta, marcando los movimientos cuidadosamente, buscando mas que el aspecto deportivo, el coordinar a la perfección la contra ideal.

En practicas posteriores teniendo bien aprendidos los giros y lugares de agarre, buscaremos obtener rapidez y efectividad.

Antes de pasar de capitulo, convénzase usted mismo de si domina a la perfección este lance; de ser así podremos seguir adelante; en caso negativo practicaremos exhaustivamente tantas veces como sea necesario, hasta llegar a la perfección. Tome en cuenta que su vida ira de por medio si alguna vez se ve en esta situación, sin tener dominio de la contra que tratamos en el presente capitulo.

Defensa contra las patadas utilizando el tajo

Ahora estudiaremos como utilizar el tajo para neutralizar una patada. Para ello observaremos la gráfica, en la que aparece ilustrada la forma de atacar defendiéndose.

Observe el lector el lugar donde se aplica un tajo contundente, el que al mismo tiempo que para el impacto de la patada, lastima fuertemente, ya que nuestro blanco es la espinilla del contrario, lugar sumamente vulnerable y doloroso.

En el capitulo referente al estudio del tajo, con
todo detalle presento la forma de endurecer las
manos, preparándolas para propinar con el filo
de las mismas recios golpes.

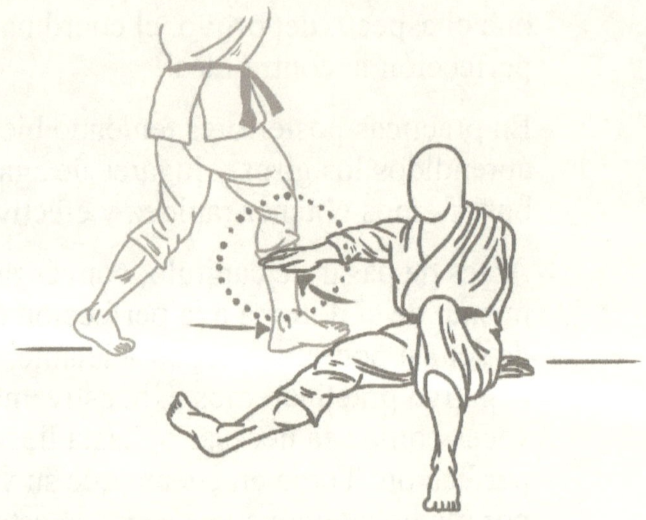

En esta ocasión tenemos la oportunidad de
practicar los conocimientos aprendidos desde un
ángulo completamente distinto a los conocidos,
pero no por ello menos interesante de dominar,
de ahí que practiquemos tantas veces como sea
necesario para lograr un tajo recio y demoledor,
el cual al aplicarse rinde dos dividendos
simultáneamente, defendernos y lastimar.

Mi recomendación como en todos los casos, es practicar tanto como se necesite hasta su completa asimilación, llevando el cuidado de ejecutar bien su golpe de tajo, golpeando exactamente con la mano, no con los dedos, pues correría el riesgo de lastimarlos, ya que estos son débiles si se comparan con la espinilla de la pierna del atacante, pero si su mano esta bien endurecida y su tajo perfectamente aprendido el riesgo a que me refiero será ínfimo.

Aprovechemos este capitulo para volver a insistir en el concienzudo entrenamiento del tajo, el cual a estas alturas deberá tener el lector perfectamente ejecutado; de no ser así, dé marcha atrás y entrene cuanto sea necesario para dominar absolutamente el recurso aludido.

Defensa contra un ataque de dos individuos

Tantas veces se ha publicado en los periódicos los ataques de malhechores que utilizan para sus fechorías la llave de lucha libre conocida como "la China", que no he resistido la tentación de presentar a los lectores de este modesto tratado, la forma de defensa para este tipo de inmoral asalto, en el cual uno de los malhechores entretiene por delante a la futura víctima, mientras que sigilosamente por detrás el otro rufián se coloca discretamente y ataca con la citada llave a la garganta, llave que en la mayoría de los casos conduce a la muerte.

Pues bien, la forma de salir mas o menos bien parado de una situación como la señalada, es utilizando inteligentemente sus conocimientos de karate, en la forma siguiente (ver grafica próxima): Primero golpee despiadadamente con su pierna los testículos del rufián que tiene enfrente de preferencia usando el talón del pie; si el golpe se envía con la certera puntería que a estas alturas tendrán o deberán tener mis lectores, el resultado será que el primero abandonará de inmediato la pelea.

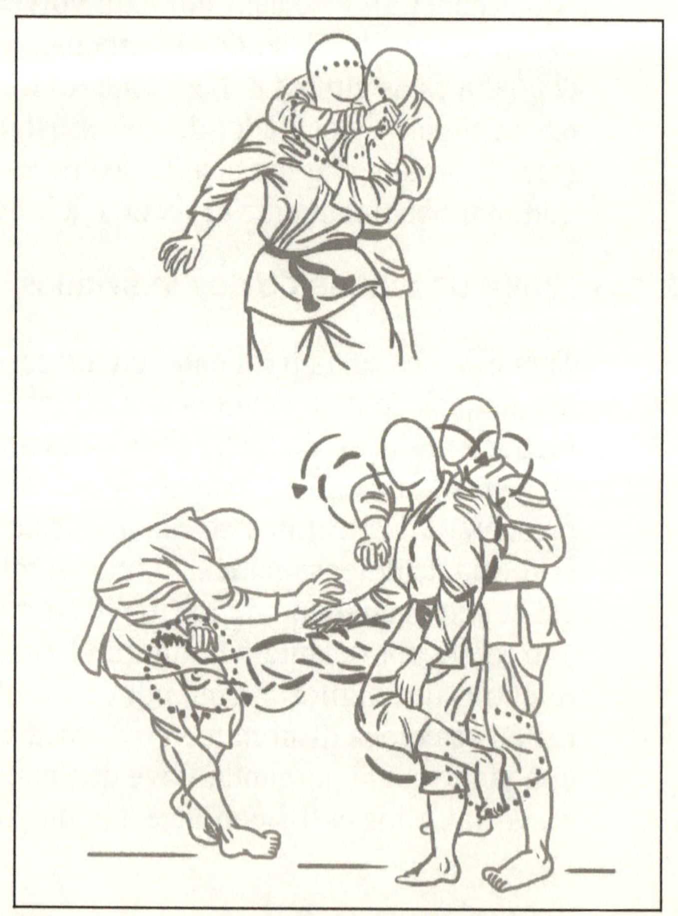

Después proceda a dar la contra llave, metiendo sus manos dentro del nudo que forma el brazo del atacante, empujando con las palmas de las mismas hacia el frente y hacia los lados, con toda la fuerza que le sea posible, para aflojar la peligrosa corbata que ataca a su nuez o manzana de adán.

Con objeto de proteger esta, voltee el cuello con vive reza hacia la izquierda, de manera de sacarla del peligro, golpee con su cráneo la cara del atacante y muévase siempre hacia el frente para sacar de balance al contrario; cuando logre aflojar el nudo que se cierra contra su garganta, utilice otro recurso de karate que es golpear rudamente con el talón la espinilla o rodilla del contrario, castigándolo con fuerza; este golpe deberá ser recio, sorpresivo, para sacar de balance al enemigo, utilizando como es costumbre en un katarista, las fracciones de segundos que nos brinda la sorpresa de golpes imprevistos, desconocidos, para terminar de zafarnos del amago a nuestra garganta y aplicar un despiadado codazo contra la cara del ex atacante, el cual a partir de ese segundo quedara a nuestra merced y a nuestra entera disposición.

Recomiendo practicar en grado superlativo este lance, que puede ser de gran utilidad en la vida cotidiana, siempre y cuando se tenga bien dominado; para ello la practica exhaustiva sobre el colchón será la pauta a seguir. Entrene con el compañero de entrenamiento, primero a cámara lenta, después únicamente marcando y por último haga sus entrenamientos mas rudos con idea de obtener el necesario fogueo, pero siempre sin dejar de observar la debida prudencia.

Primeros auxilios

En todos los deportes suelen suceder de cuando en cuando algunos percances, el nuestro de ninguna manera podría ser la excepción, ya que en el se ejecutan ciertos lances toscos, emanados de su propia rudeza, no obstante, la cautelosa prudencia con que exijo se lleve a efecto sus prácticas; pero estos accidentes no entrañan grave peligro en individuos fuertes, con buena preparación física.

Por lo tanto, en este capitulo estudiaremos cuales pueden ser esas contingencias y la forma de impartir los primeros auxilios mientras llega el médico.

Aun así, igualmente recomendable disponer del tratado "Filosofía La salud del dragón".

Los accidentes más comunes son:

Hemorragias nasales. Este problema es muy común entre los aspirantes, siendo lo aconsejable en tales casos aplicar compresas frías en la base de la nariz, la frente y la nuca, además de dar un toque con un algodoncito empapado con adrenalina (Anestésico) en la parte afectada.

K.O por golpe a la Cabeza. Cuando esto suceda, de al accidentado respiración artificial, que aspire sales aromáticas o amoniaco; abrigarlo lo mejor posible y ponerlo en reposo. Cuando el aspirante esta en buenas condiciones físicas lo anterior no reviste consecuencias; pero, de todos modos, deberá descansar una semana, absteniéndose de entrenamientos fuertes, siendo conveniente que lo revise un médico.

Fractura de huesos. Lo procedente en estos casos es la inmovilidad absoluta de la parte afectada, poner al accidentado cómodo, abrigado en perfecto reposo, si es posible aplicar lodo, barro, arena o arcilla termal en la zona afectada y llamar de inmediato a un médico, o a los familiares para su traslado seguro.

Cortadas en la cara. Estos molestos accidentes suelen suceder muy a menudo cuando se golpea una cabeza contra otra, produciendo unas molestas y aparatosas cortaduras; en este caso se aconseja frotar las heridas con un algodón empapado en adrenalina, y aplicar una gruesa capa de lodo termal, o vaselina solida pura, revuelta con polvo de sulfatiazol quirúrgico, o colodión elástico; si cl caso lo amerita, acudir con el medico para que ponga los puntos de sutura necesarios.

Ojos morados. Este accidente es de lo más común y simple; se recomienda aplicar compresas de agua fría y lodo termal a fin de hacer desaparecer lo amoratado.

Dislocaduras. Este problema es sumamente molesto, máximo cuando hay desgarramientos musculares o de tendones; desde luego es poco frecuente en deportistas con buena preparación, pero al fin accidente, que queda fuera de control y suele suceder; cuando esto acontezca, ponga al accidentado en reposo, vende suavemente con venda elástica la parte afectada y vea que un experto en estos menesteres intervenga; no trate de dar masajes si no sabe exactamente lo que hay que hacer. El accidentado deberá descansar el tiempo suficiente antes de un nuevo entrenamiento.

K.O por golpe a los bajos. Esto sucede con alguna frecuencia, pero no reviste peligro posterior; se recomienda dar respiración artificial al lesionado, aplicar oxigeno si se tiene a la mano, arroparlo bien y dejarlo reposar, la naturaleza se encarga del resto.

Mi recomendación es no menospreciar ninguno de estos problemas, así como tampoco darle mayor énfasis del necesario.

Las contingencias anotadas se pueden evitar con atinada prudencia. La recia condición física que se obtiene llevando a cabo mas recomendaciones, de entrenar y prepararse primero con los ejercicios presentados en los capítulos relativos, evitan en un elevado porcentaje de las veces los molestos accidentes, pues su cuerpo será fuerte y resistente. Pero desde luego, no debemos confundir el machismo con lo que la cautela aconseja.

Esta obra se terminó el 02 de septiembre de 2020 en México, D.F., siendo publicada por el mismo autor bajo su propia marca editorial "Zone Black".

Mas del autor:

1. Filosofía la salud del Dragon

2. Estilos de vida (manual de dibujo)

3. Método de combate de Leonardo Gudiño

4. El tao del dibujo

5. La gran terranova

6. El arte de la guerra desvelado

7. Línea dinámica (manual de dibujo)

8. Multiversos otras realidades